青年期 PTSD の持続エクスポージャー療法
― 10 代のためのワークブック ―

著
ケリー・R・クレストマン
エヴァ・ギルボア゠シェヒトマン
エドナ・B・フォア

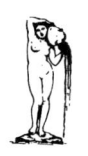

訳
金　吉晴
小林由季
大滝涼子
大塚佳代

星 和 書 店

Seiwa Shoten Publishers
2-5 Kamitakaido 1-Chome
Suginamiku Tokyo 168-0074, Japan

Prolonged Exposure Therapy for PTSD
Teen Workbook

by
Kelly R. Chrestman, Ph.D.
Eva Gilboa-Schechtman, Ph.D.
Edna B. Foa, Ph.D.

Translated from English
by
Yoshiharu Kim, M.D., Ph.D.
Yuki Kobayashi
Ryoko Ohtaki
Kayo Ohtsuka

English Edition Copyright © 2009 by Oxford University Press, Inc.
Originally published in English in 2009. This translation is published
by arrangement with Oxford University Press.
Japanese Edition Copyright © 2014 by Seiwa Shoten Publishers, Tokyo

この本の使いかた

　この本は、強いショックや恐怖によるトラウマのために、本来の自分を見失ったり、苦しみが続いている 10 代の人々のための、治療についてのワークブックです。この本で扱っているのは、そうした苦しみの中でも、特に PTSD と呼ばれる状態にいる人のために作られた、持続エクスポージャー療法という治療法です。このワークブックは、治療の中で、治療者から解説をされながら使うものです。きちんと使えばきっとあなたのお役に立つことと思います。しかし PTSD の診断がつかない人にはあまり役に立たないかもしれませんので、必ず主治医や治療者に自分の状態をきちんと相談してください。

　この本の中には、耳慣れない言葉がいくつも出てくるかもしれません。どうか遠慮せずに、その意味を治療者に確認してください。それからこの治療に協力してくれそうな家族にも、一緒に読んでもらえるとよいと思います。ただしこの本だけを読んで、自分だけの力で治療をしようとしてはいけません。ひとつひとつの言葉や説明には、持続エクスポージャー療法の積み重ねによる意味があります。それがわからないままに自分だけで治療をすると、かえって症状が重くなることがあります。

　この本を読まれた人の中には、この治療を受けてみたいけれど、専門の治療者が見つからないという方がいるかもしれません。まずは、信頼できる精神科や心理の先生に相談をすることが大切です。持続エクスポージャー療法だけが魔法の治療というわけではありません。経験を積んだ先生にあなたの話をゆっくりと聴いてもらえれば、それだけでもずいぶんと楽になることもあります。そのような場合でも、この本に書かれている、トラウマの説明や、考え方のヒントがお役に立つことと思います。

　なおこの本の訳出にあたっては、年少の読者を対象としていること、および日本での実情を踏まえて工夫をしています。この本が、自分を見つめ直し、本当の自分を取り戻す役に立つことを心より祈っています。

2014 年 2 月
訳者を代表して
金　吉晴

目　次

この本の使いかた ……………………………………………………………… iii

第1章　どんな治療でしょうか ……………………………………………… 1
　この章の目標　1
　PTSD（外傷後ストレス障害）とは？　1
　青年期 PTSD の持続エクスポージャー療法（PE-A）とは？　2
　感情処理理論とは？　3
　この治療プログラムの概要　4
　ワークブックと録音の使い方　4

第2章　この治療法はあなたに向いているでしょうか ……………………… 7
　この章の目標　7
　この章全体の流れ　7
　治療に取り組もうとする気持ち　8
　生活の悪化　9
　　「生活の様子」記録用紙　11
　治療を受けることでためになりそうなこと　15
　治療の妨げになりそうなこと　17
　治療をするうえで負担になりそうなこと　18
　プラスとマイナスをまとめましょう　19

宿　題　20
　　　　「治療のプラスとマイナス」記録用紙　21

第3章　治療の準備をしましょう …………………………………… 23
　　この章の目標　23
　　この章全体の流れ　23
　　秘密とプライバシー　24
　　親の関わり　24
　　危機に備える　25
　　そのほかの問題を特定する　26
　　宿　題　26

第4章　治療を始めましょう …………………………………… 27
　　この章の目標　27
　　この章全体の流れ　27
　　治療について　28
　　恐怖とどのように向き合っていくか　28
　　　トラウマ面接　29
　　　恐怖心を乗り越えるためのテクニック：
　　　　「記憶をくわしく語る」と「現実生活での実験」　30
　　　否定的な考えや思い込み　30
　　　チームワークと支援　31

リラックス呼吸法（呼吸再調整法）　32
　　　　リラックス呼吸法　32
　　秘密兵器の練習　33
　　宿　題　34
　　　　「秘密兵器」記録用紙　35

第5章　よく見られるトラウマ反応 …………………………………… 37
　　この章の目標　37
　　この章全体の流れ　37
　　恐怖と不安　38
　　イライラ　39
　　再体験　39
　　　　フラッシュバック　39
　　　　悪　夢　40
　　回　避　40
　　感情の麻痺（まひ）　40
　　怒　り　41
　　後ろめたさと恥ずかしさ　41
　　コントロールできない　41
　　感じ方の変化　42
　　憂（ゆう）うつ　42
　　自分のトラウマ反応を理解する　42

宿　題　43
　　　　「よく見られるトラウマ反応」記録用紙　44

第6章　現実生活での実験 …………………………………… 45
　この章の目標　45
　この章全体の流れ　45
　避けることはどうして問題なのでしょうか　46
　現実生活での実験をすると、どうしてよくなるのでしょうか　46
　現実生活での実験をはじめるにあたって　48
　　現実生活での実験：ステップ・バイ・ステップ　49
　　ストレス体温計　49
　　　「ストレス体温計」記録用紙　50
　　現実生活での実験で行う状況のタイプ　51
　　　「現実生活での実験：ステップ・バイ・ステップ」記録用紙　53
　　安全を保つ　54
　現実生活での実験の進め方　55
　　進行状況を把握しておく　57
　　現実生活での実験ですること、してはいけないこと　57
　宿　題　58
　　「現実生活での実験」記録用紙　60

第7章　記憶をくわしく語ってみましょう　………… 61

　この章の目標　61

　この章全体の流れ　61

　どうして記憶をくわしく語るのでしょうか　62

　　思考停止実験　63

　記憶をくわしく語ることの効果　64

　　記憶を消化する　64

　　トラウマと記憶を見分ける　64

　　記憶を整理する　65

　　記憶に慣れる　65

　　コントロールを取りもどす　65

　トラウマの記憶をくわしく語る　66

　トラウマの記憶を整理する　66

　　役に立たない考えと思い込み　67

　家で記憶に取り組む　67

　前に進む　68

　宿　題　69

　　「記憶をくわしく語る」記録用紙　70

第8章　最悪の瞬間　……………………………………… 71

　この章の目標　71

　この章全体の流れ　71

最悪の瞬間をくわしく語る　71
　　トラウマの記憶を整理する　72
　　これからのこと　72
　　宿　題　73
　　　　「最悪の瞬間をくわしく語る」記録用紙　74
　　　　「きっかけと対処法」記録用紙　75

第9章　再発を防止しましょう　77
　　この章の目標　77
　　この章全体の流れ　77
　　きっかけを確認する　77
　　　　「きっかけと対処法」記録用紙　79
　　対処法を考える　80
　　対処法の見直し　80
　　　　現実生活での実験　80
　　　　記憶をくわしく語る　81
　　　　考えなおす　81
　　　　楽しいこと　81
　　　　感情を共有する　81
　　　　リラックス呼吸法　81
　　　　まとめ　82
　　まとめのプロジェクト　82

宿　題　84

第10章　治療を締めくくりましょう ……………………………… 85
　　　この章の目標　85
　　　この章全体の流れ　85
　　　最後に記憶をくわしく語る　86
　　　治療の進展を振り返る　86
　　　治療を終えることに対する感情　88
　　　治療の終了　89

　付　録
　　　「現実生活での実験：ステップ・バイ・ステップ」記録用紙　91
　　　「現実生活での実験」記録用紙　92
　　　「記憶をくわしく語る」記録用紙　95
　　　「最悪の瞬間をくわしく語る」記録用紙　105

著者と訳者について ……………………………………………………… 115

第1章

どんな治療でしょうか

この章の目標

❖ PTSD（外傷後ストレス障害：posttraumatic stress disorder）の特徴を理解します。
❖ 青年期PTSDの持続エクスポージャー療法（Prolonged Exposure Therapy for Adolescents：PE-A）について学びます。
❖ この治療プログラムでどんなことをするのかを学びます。

PTSD（外傷後ストレス障害）とは？

　PTSDとは、心の傷（トラウマ）となるような出来事のあとに不安を生じる障害のことです。トラウマとなる出来事は、自分で体験する（たとえば、誰かに襲われる）こともあれば、他の人の身に起きるのを目にする（誰かが襲われているのを目撃する）こともあります。あるいは、トラウマとなる出来事によって、実際に自分の身に危険が生じたり、危険が生じるのではないかと感じたりすることもあります。トラウマとなるような出来事が起こると、それへの反応として不安や無力感、恐怖などの感情が現れます。PTSDを発症した人の主な症状は次の3つです。

① トラウマの再体験

（たとえば、記憶や夢のなかで）

② トラウマを思い出させるようなものを避ける

（トラウマを思い出させる人や活動、場所を避けようとする）

③ 過覚醒

（寝つきが悪い、イライラする、集中できない、異常なほどピリピリする、極端なほどびくっとなる）

　トラウマとなる出来事のすぐあとに、このような症状が現れるのは普通のことです。こうしたPTSDの症状も、ほとんどの人は時間とともに自然にやわらいでいきます。ところが、なかにはPTSDの症状が治まらず、日常生活に支障をきたしてしまう人もいます。もしあなたがこれに当てはまるようなら、このワークブックで学ぶ持続エクスポージャー療法（PE-A）が役に立つでしょう。

青年期PTSDの持続エクスポージャー療法（PE-A）とは？

　PE-Aとは、13歳から18歳の青年期の人向けに作られた治療法です。成人向けの「持続エクスポージャー療法（PE）」という治療法をもとに、10代の人たちがどんな生活をし、どんなことをする傾向があるのかを考えたうえで、10代の人たちに合うように改良が加えられています。PE-Aでは、10代の人たちが非常に強い恐怖や不安をおさえられるように、実際は安全だけれど不安になってしまうような状況と向き合えるようにしていきます。エクスポージャー療法の原理については、すでになじみがあるかもしれません。たとえば、馬に乗っている人が振り落とされてしまった後に「もう一度乗ってみよう」とアドバイスするのが、エクスポージャーの典型的な例と言えます。落馬してしまった人は、何度も馬に乗っているうちに恐怖心を抑えられるようになり、また振り落とされるのではないかという不安を克服できるようになるのです。

　PE-A治療プログラムには、2種類のエクスポージャーがあります。

- ❖ **「現実生活での実験」**：トラウマ体験を思い出して不安になったり、つらくなったりするために避けている状況や活動に繰り返し向き合います。
- ❖ **「記憶をくわしく語る」**：トラウマ体験のことを、頭の中で何度も思い出して語ります。

　エクスポージャーが治療の中心となりますが、この治療でほとんどの10代の人たちが、不安や苦しみを軽くすることができるようになります。エクスポージャーは、トラウマの記憶やその記憶を連想させる状況・活動と、トラウマそのものとが同じものではないということを理解するのに効果的な方法です。トラウマを思い出したり、トラウマを思い出させるようなものに直面したりしても大丈夫だということを理解していきます。こうした状況や記憶と何度も向き合ううちに、トラウマ体験の記憶やトラウマを思い出させるようなものに直面しても危害が及ぶことはない、ということがわかってきます。その結果、こうした状況の中で感じる不安や苦しみが小さくなっていき、最終的には、この治療によってPTSDから解放され、本来の生活を取り戻せるようになります。

感情処理理論とは？

　PE-Aは、10代の人たちがトラウマとなった体験を感情的に整理できるようにします。トラウマを連想させるような記憶や状況と向き合うことは、自分に何が起こったのかを理解するよい機会です。不安や恐怖について、自分が思い込んでいることに疑問が持てるようになるからです。トラウマのことをどんなふうに考え、感じているか。また、考えや感情が時間とともにどのように変化するか。そうしたことについて治療者と話をしていきます。この「整理」ができれば、恐怖を感じる仕組みを変えることができ、実際には危険でない状況や記憶を、これ以上恐がる必要がなくなります。エクスポージャーやトラウマの整理を続けていくうちに、自分にはしっかり対応できる力があると自信が持てるようになるのです。

この治療プログラムの概要

1回の治療セッションは、ふつうは60〜90分で、毎週か2週間に1回ずつ、全部で10〜15回行われます。PTSDを克服するための治療は、治療者と一緒に取り組んでいきます。各回の間には宿題もあります。治療期間中、親や家族、周囲の人たちがどうやってあなたを支えたらよいか、治療者と話し合います。

このワークブックは10章で構成されていて、順番に取り組んでいくようになっています。各章に特定のテーマや治療法があてられており、短くて1回で終わるものもあれば、何回かかけて行うものもあります。

ワークブックと録音の使い方

このワークブックには、治療の項目ごとに1つの章が割り当てられています。各章にはその項目での目標が掲げられていて、治療でどんなことが行われるのか、全体的な説明がされています。ワークブックには、治療法とその治療をどうやって行うのかについての説明があり、宿題の説明と必要なプリントが用意されています。治療の各セッションを録音し、家で録音を聴いて復習するという宿題が治療者から出されることもあります。第1回目の治療のあとには、リラックスする呼吸法を家で練習するための録音が渡されるでしょう*。「記憶をくわしく語る」の章に取り組んでいるときには、トラウマとなった出来事について治療中に語り、それを録音したものが渡されます。こうした録音を1日に1回、家で聴きます。

ワークブックを読み、宿題を完成させ、録音を聴くのは、治療の効果を最大限にするためです。PE-Aは、あなたがトラウマに対する自分の感情や反応に触れられるようにするための治療プログラムです。そのため多くの場合、特にはじめのうちはつら

---

*レコーダーで録音した記録を渡すということ。最近では患者のスマートフォンなどに録音する方法もあります。

いこともあります。PE-Aは、訓練を受けた治療者に助けてもらいながら行うのがいちばんです。治療の間、治療者があなたをそばで支えてくれます。治療は困難なときもありますが、続けることが大切です。本来の生活を取り戻していくんだ、という気持ちを忘れないでください。

第2章

この治療法はあなたに向いているでしょうか

この章の目標

- ❖ トラウマの結果、生活の中で支障をきたしていることをリストにします。
- ❖ 治療を受けることであなたのためになると思われることについて考え、話し合います。
- ❖ 治療を受けることであなたの負担になると思われることについて考え、話し合います。
- ❖ 治療を受けるのを難しくしそうなことについて考え、話し合います。
- ❖ この治療法があなたに合っているかどうか、判断できるようにします。

この章全体の流れ

　治療プログラムを始めるにあたって、この章ではプラスとマイナスについてしっかり考えていきます。トラウマの前後の生活を、治療者と一緒に振り返ってみましょう。いったい何が変わったのか、一緒に考えてみましょう。そうすれば、症状がよくなることのメリットが見つかると思います。「よく眠れるようになる」、「あまり怖くなくなる」などです。反対に、症状が軽くなることで失うかもしれないことについて

も話し合います。たとえば、これまではPTSDの症状があったのでしなくてもよかった家庭や学校での用事をしなければいけなくなる、といったことです。治療を受けていることを恥ずかしいと思ったり、治療を受けると決めても家族や友達が協力してくれないかもしれません。そうした治療の妨げとなるようなことがあれば、どうしたらうまくいくか治療者と一緒に考えましょう。

治療に取り組もうとする気持ち

　治療に取り組もうとする気持ちについて考えていきましょう。以下の質問に答えてください。たとえ治療に対してそれほど乗り気になれていなかったとしても、正直に答えてください。ここから話し合いが始まるわけですし、治療に取り組もうとするあなたの気持ちに影響を与えるようなこともたくさんあります。そうしたことをじっくり振り返ったあと、治療者と一緒にもう一度質問について考えていきます。

　① 今回、治療を受けてみようと思ったのはどうしてですか。

_____

_____

_____

_____

　② 治療を始めることについて、どのように感じていますか。

_____

_____

_____

_____

③ 0から10までの目盛があります。0は「まったく関心がない」、10は「とても関心がある」を表します。現在の治療についてどれくらい関心があるか、点数をつけてください。

0　1　2　3　4　5　6　7　8　9　10

④ あなたが選んだ数字は、どんなことを表していると思いますか。

_____

_____

_____

_____

生活の悪化

　トラウマは生活の中のいろいろなことに影響を与えます。その中でも、他のことに比べてたくさん影響を受けたことがあるかもしれません。「生活の様子」記録用紙を使って、あなたの生活がトラウマによってどのように影響を受けたのか考えてみましょう。それぞれについて考えるときは、トラウマの前はどんなだったか、トラウマの後でどのように変化したのかを思い出すようにしてください。好ましくない変化ばかりでなく、好ましい変化についても考えるようにしましょう。今の生活がどんなふ

うになるといいと思っていたのか、実際はどうなのかについても検討します。ためしに自転車に乗り始めるときのことを例に考えてみましょう。たとえば、トラウマとなる出来事が起こる前、あなたは自転車を持っていなくて、乗ったこともなかったとします。そのときには、そのうち自転車に乗りたいと思っていました。さて今、あなたは自転車を買ってもらえることになりました。ところが、自転車に乗るのが怖くて、自転車に乗りたいと思うどころか、店に自転車を見に行きたいとも思いません。以前は「そのうち自転車に乗りたい」と思っていましたが、実際には、今でも「自転車に乗ること」ができないままです。この例では、こうなりたいと思っていた自分になれなかったことになります。

生活の様子

　各項目において、トラウマの前と後の生活がそれぞれどのようなものだったか書き出してみましょう。好ましくない変化ばかりでなく、好ましい変化についても挙げるようにしてください。

☆心の健康（不安、抑うつ、怒り、恥ずかしさ、自信、自尊心、リラックスできる）：
　▫ 前：＿＿＿＿＿＿＿＿＿＿＿＿＿＿＿＿＿＿＿＿＿＿＿＿＿＿＿＿＿＿＿
　＿＿＿＿＿＿＿＿＿＿＿＿＿＿＿＿＿＿＿＿＿＿＿＿＿＿＿＿＿＿＿＿＿＿

　▪ 後：＿＿＿＿＿＿＿＿＿＿＿＿＿＿＿＿＿＿＿＿＿＿＿＿＿＿＿＿＿＿＿
　＿＿＿＿＿＿＿＿＿＿＿＿＿＿＿＿＿＿＿＿＿＿＿＿＿＿＿＿＿＿＿＿＿＿

☆身体の健康（身体の調子、食生活、運動、睡眠、疲れ、けが、病気）：
　▫ 前：＿＿＿＿＿＿＿＿＿＿＿＿＿＿＿＿＿＿＿＿＿＿＿＿＿＿＿＿＿＿＿
　＿＿＿＿＿＿＿＿＿＿＿＿＿＿＿＿＿＿＿＿＿＿＿＿＿＿＿＿＿＿＿＿＿＿

　▪ 後：＿＿＿＿＿＿＿＿＿＿＿＿＿＿＿＿＿＿＿＿＿＿＿＿＿＿＿＿＿＿＿
　＿＿＿＿＿＿＿＿＿＿＿＿＿＿＿＿＿＿＿＿＿＿＿＿＿＿＿＿＿＿＿＿＿＿

☆自由時間（友達、クラブ活動、旅行）：
　▫ 前：＿＿＿＿＿＿＿＿＿＿＿＿＿＿＿＿＿＿＿＿＿＿＿＿＿＿＿＿＿＿＿
　＿＿＿＿＿＿＿＿＿＿＿＿＿＿＿＿＿＿＿＿＿＿＿＿＿＿＿＿＿＿＿＿＿＿

　▪ 後：＿＿＿＿＿＿＿＿＿＿＿＿＿＿＿＿＿＿＿＿＿＿＿＿＿＿＿＿＿＿＿
　＿＿＿＿＿＿＿＿＿＿＿＿＿＿＿＿＿＿＿＿＿＿＿＿＿＿＿＿＿＿＿＿＿＿

☆学校（成績、先生の評価、宿題、集中レベル）：

▫ 前：＿＿＿＿＿＿＿＿＿＿＿＿＿＿＿＿＿＿＿＿＿＿＿＿＿＿
＿＿＿＿＿＿＿＿＿＿＿＿＿＿＿＿＿＿＿＿＿＿＿＿＿＿＿＿＿

▪ 後：＿＿＿＿＿＿＿＿＿＿＿＿＿＿＿＿＿＿＿＿＿＿＿＿＿＿
＿＿＿＿＿＿＿＿＿＿＿＿＿＿＿＿＿＿＿＿＿＿＿＿＿＿＿＿＿

☆家族との関係（けんか、一体感、親近感）：

▫ 前：＿＿＿＿＿＿＿＿＿＿＿＿＿＿＿＿＿＿＿＿＿＿＿＿＿＿
＿＿＿＿＿＿＿＿＿＿＿＿＿＿＿＿＿＿＿＿＿＿＿＿＿＿＿＿＿

▪ 後：＿＿＿＿＿＿＿＿＿＿＿＿＿＿＿＿＿＿＿＿＿＿＿＿＿＿
＿＿＿＿＿＿＿＿＿＿＿＿＿＿＿＿＿＿＿＿＿＿＿＿＿＿＿＿＿

☆仲のよい友達との関係（けんか、一体感、親近感）：

▫ 前：＿＿＿＿＿＿＿＿＿＿＿＿＿＿＿＿＿＿＿＿＿＿＿＿＿＿
＿＿＿＿＿＿＿＿＿＿＿＿＿＿＿＿＿＿＿＿＿＿＿＿＿＿＿＿＿

▪ 後：＿＿＿＿＿＿＿＿＿＿＿＿＿＿＿＿＿＿＿＿＿＿＿＿＿＿
＿＿＿＿＿＿＿＿＿＿＿＿＿＿＿＿＿＿＿＿＿＿＿＿＿＿＿＿＿

☆クラスやクラブの中での位置（人気、評価されている感じ、助けを求められる人の存在）：

▫ 前：＿＿＿＿＿＿＿＿＿＿＿＿＿＿＿＿＿＿＿＿＿＿＿＿＿＿
＿＿＿＿＿＿＿＿＿＿＿＿＿＿＿＿＿＿＿＿＿＿＿＿＿＿＿＿＿

▪ 後：＿＿＿＿＿＿＿＿＿＿＿＿＿＿＿＿＿＿＿＿＿＿＿＿＿＿
＿＿＿＿＿＿＿＿＿＿＿＿＿＿＿＿＿＿＿＿＿＿＿＿＿＿＿＿＿

☆独立性（たとえば、一人で出かける）：
　▫ 前：＿＿＿＿＿＿＿＿＿＿＿＿＿＿＿＿＿＿＿＿＿＿＿＿＿＿＿＿＿＿
　　　＿＿＿＿＿＿＿＿＿＿＿＿＿＿＿＿＿＿＿＿＿＿＿＿＿＿＿＿＿＿＿＿

　▪ 後：＿＿＿＿＿＿＿＿＿＿＿＿＿＿＿＿＿＿＿＿＿＿＿＿＿＿＿＿＿＿
　　　＿＿＿＿＿＿＿＿＿＿＿＿＿＿＿＿＿＿＿＿＿＿＿＿＿＿＿＿＿＿＿＿

☆身体イメージ（自分の外見についてどのように感じますか？）：
　▫ 前：＿＿＿＿＿＿＿＿＿＿＿＿＿＿＿＿＿＿＿＿＿＿＿＿＿＿＿＿＿＿
　　　＿＿＿＿＿＿＿＿＿＿＿＿＿＿＿＿＿＿＿＿＿＿＿＿＿＿＿＿＿＿＿＿

　▪ 後：＿＿＿＿＿＿＿＿＿＿＿＿＿＿＿＿＿＿＿＿＿＿＿＿＿＿＿＿＿＿
　　　＿＿＿＿＿＿＿＿＿＿＿＿＿＿＿＿＿＿＿＿＿＿＿＿＿＿＿＿＿＿＿＿

☆楽しいこと（音楽、スポーツ、趣味）：
　▫ 前：＿＿＿＿＿＿＿＿＿＿＿＿＿＿＿＿＿＿＿＿＿＿＿＿＿＿＿＿＿＿
　　　＿＿＿＿＿＿＿＿＿＿＿＿＿＿＿＿＿＿＿＿＿＿＿＿＿＿＿＿＿＿＿＿

　▪ 後：＿＿＿＿＿＿＿＿＿＿＿＿＿＿＿＿＿＿＿＿＿＿＿＿＿＿＿＿＿＿
　　　＿＿＿＿＿＿＿＿＿＿＿＿＿＿＿＿＿＿＿＿＿＿＿＿＿＿＿＿＿＿＿＿

☆友達や同じ年齢の人たちがしていることで、今あなたがしていないことが何かありますか？：

クラブ活動：_____
_____

学校：_____
_____

趣味：_____
_____

旅行や移動：_____
_____

その他：_____
_____
_____
_____
_____
_____

治療を受けることでためになりそうなこと

　「生活の様子」記録用紙を使えば、あなたの生活の中で、トラウマによって影響を受けたことに焦点を合わせることができます。最も大きく変わったことは何でしょうか？　最も大きな障害は？　いちばんがっかりしたことは？　いちばん怖いものは？　自分にとって他のものよりも目立って気になることは？　自分でも驚いた自分の回答は？　トラウマが日常生活にどれほど影響を与えてきたか、多くの人は気づいていません。恐怖や不安といった症状ばかりに目がいってしまうからです。PTSDになると生活の幅が狭くなると言われますが、生活の中の重要なことや、生活を充実させることの多くがPTSDの症状によって、なかでも回避（避けること）によって影響を受けてしまいます。トラウマ体験のあと、自分の生活が「狭くなった」と感じたことはありませんか？

　PTSDの治療を行えば、症状を軽くしたり取り除いたりすることができ、本来の生活を取り戻すことができます。治療から何を得たいと思いますか？　症状が一番の心配事でしょうか？　あなたの生活の中で、思いもよらない変化や、がっかりした変化はありますか？　以下の質問に答えて、自分が変えたいと思っているものを確認しましょう。

① 今、自分の生活の中で変えたいことは何ですか？

_____

_____

_____

_____

② 治療が終わったあと（もしくは3カ月後に）、できたらいいなと思うことは何ですか？

_____
_____
_____
_____

③ 大人になったら何をしたいですか？

_____
_____
_____
_____

④ こうした目標を達成するために、しなければならないことは何でしょうか？

_____
_____
_____
_____

治療の妨げになりそうなこと

　治療には時間も労力も必要です。つらさが軽くなる前に、さらにひどくなったと感じられることもあるでしょう。ここでは自分自身のことや、自分の生活について何を知っているのか考えてみます。課外活動などがたくさんあって、とても忙しいということはありませんか？　家族や友達は、あなたが治療を始めることに協力的ですか？　学校でみんなについていくのが難しくありませんか？　治療のための宿題を完璧にやる時間がないと心配になっていませんか？　治療がすごくつらかったり、怖かったりするのではないかと思っていませんか？　治療を続けていくのを難しくしそうなことがあれば書き出してみましょう。

_____

_____

_____

_____

_____

　治療を成功させるためには、こうした妨げになりそうなことに取り組むことが大切です。治療の時間を確保するために、他の活動の優先順位を決めたり、再調整したりすることはよくあることです。治療は一生続くわけではありません。実際には、比較的短い期間で行われます。
　こうした妨げになるような問題を解決するときにも、治療者が協力してくれます。過去に治療を試みたことがあるなら、今やっている治療がそのときの治療とどのよう

に似ていて、どのように違っているのか、必ず治療者と話し合ってください。

治療をするうえで負担になりそうなこと

　PTSDのような病気になると、あなたの生活に悪いことばかりではなく、よい変化ももたらされます。たとえば、親や先生があなたをより寛大に受け入れてくれるようになったりします。しかしあなたがよくなれば、こうしたよいことも失ってしまうかもしれません。それを知ってしまうと、治療に全力で取り組むことが難しくなってしまうことがあります。とくに、治療があなたを本当に助けるものだと確信できていなければなおさらです。次の質問に答えて、これまでに起こったよい変化を特定し、そうしたことを手放す意志がどのくらいあるか考えてみましょう。

　① トラウマ体験のあと、生活の中でよい方向に変化したことはありますか？

　_____

　_____

　_____

　② そのようなよい変化は、あなたにとってどのくらい重要ですか？

　_____

　_____

　_____

③ PTSDの症状を改善させることは、あなたにとってどのくらい重要ですか？

_____

_____

_____

プラスとマイナスをまとめましょう

　どんな治療であっても、難しく、きびしい面があることに変わりありません。プラスとマイナスをまとめれば、治療はがんばるだけの価値があるかどうか判断できるようになります。表2.1の例を見ながら、「治療のプラスとマイナス」記録用紙を完成させましょう。治療するときに妨げとなること、難しくなること、あるいは必要となることについて考えます。治療に取り組むための時間はありますか？　治療をすると生活が大変になりそうですか？　短い期間ではどうですか？　長い期間ではどうですか？　症状がよくなると、何かをあきらめなければいけませんか（たとえば、自由な時間がなくなる、特別扱いしてもらえなくなる、学校で特別な支援を受けられなくなるなど）？　では、治療をすると、あなたにとって物事がどんなふうによい方向に変化するのかを考えてみましょう。自分のためになることが、負担になることよりもたくさんありますか？　今治療を始めることに納得できますか？　もう少し待ったほうがいいと思いますか？　治療を始めるかどうか、選ぶのはあなたです。納得して治療を始め、治療をするのが一番よいことだと思えるように、治療者と一緒にプラスとマイナスについて考えましょう。

表 2.1 「治療のプラスとマイナス」記入例

プラス	マイナス
よく眠れるようになる――学校や友達にもっとエネルギーを注げるようになる	症状がよくなると、毎日学校に通わなくてはいけなくなる
イライラすることが少なくなる――家族や友達との関係がうまくいくようになる	1日に1時間、治療に時間を割かなければいけない
自分でしなければいけないことを避けなくなる――親の車を待つのではなく、自由にバスに乗って、歩いて行けるようになる	症状がよくなって、親が学校に送ってくれなくなったら、がんばって歩いて学校に行かなければいけない

宿 題

☞ 家でこの章を復習しましょう。

☞ このセッションの録音を聴きましょう。

☞ 「生活の様子」記録用紙を見直して、正確なものにしましょう。また、この1週間で他に思いついたことがあれば、付け加えましょう。

☞ 「治療のプラスとマイナス」記録用紙を見直して、正確なものにしましょう。また、この1週間で他に思いついたことがあれば、付け加えましょう。

治療のプラスとマイナス

プラス	マイナス

第3章

治療の準備をしましょう

この章の目標

❖ 秘密を守ってもらう権利とプライバシーの権利を理解します。
❖ 親にどのような形で治療に関わってもらうのか決めます。
❖ 必要に応じて、危機への対処プランを考えます。
❖ 必要に応じて、そのほかの問題にも取り組みます。

この章全体の流れ

　この章では、治療をうまく進めるための準備を整えます。10代のあなたにとって最も大切なことであるプライバシーについてお話をします。治療を始めるにあたって、どのように進めていくのか話し合い、あなたの親がどのくらい治療に関わり、どのくらい関わらないかについても決めていきます。前の章で治療を妨げることが見つかった場合は、そうしたことに対処するための計画を立てます。自殺をしたいという考えが浮かぶのも症状のひとつですが、そのような症状が現れた場合に、どう取り組めばいいか、治療の中で一緒に計画を立てることにします。治療者はまずあなたから、それから親という順番で、それぞれの意見を聞いていきます。そして最後にあな

たと親、治療者の全員が顔を合わせて、細かなところを決めます。

秘密とプライバシー

　あなたには、治療中に自分の秘密を守ってもらう権利があります。いくつかの例外はありますが、面談の内容がほかの人に知られることはありません。しかしあなたの親にも、自分の子どもの治療がどのように進んでいるのかについて知る権利があります。どのような情報を共有するのかは、治療者があなたと、あなたの親と話し合って決めます。治療者があなたの個人的なことをほかの人に漏らすようなことはありません。もちろん、あなたが親と話し合いたいと思えば、いつでも、どんなことでも自由に話し合ってかまいません。しかし、あなたやほかの人にとって悪い影響があるようなときには、治療者は、あなたについての情報を親に提供する義務があります。このことは、ぜひ理解しておいてください。でも、だからと言って、個人的な詳しい情報まで親と共有されるわけではありません。共有されるのは、あなたのためになるような必要な情報だけです。たとえば、あなたが自分自身を傷つけようとしていたり、ほかの誰かからあなたが傷つけられようとしていたりするときは、治療者があなたの安全を守るための情報を親に提供することになります。もしあなたが飲酒運転などの極端に危険な行動を取ろうとするようなときにも、情報が提供されることがあります。あなたの生命や安全がおびやかされるときには、できるかぎりすべてのサポートを求めることが大切です。だからこそ、あなたと治療者とあなたの親が一緒になって、どんな危険な問題にも取り組むことが必要なのです。

親の関わり

　親にどのくらい治療に関わってもらうかを決めるときには、両親それぞれとの関係を考えます。両親のどちらかに自分の気持ちを話すことができますか。親にも長所と短所があるものです。せっかくなら、得意なことで協力してもらいましょう。あなたが不安になったり、自分を疑ってしまったりするようなときに、親ははげましてくれるでしょうか。親は問題を解決するのをうまく手伝ってくれますか。もしそうなら、問題に直面したとき、よい方法を見つけるのを助けてくれるでしょう。

親が最もよい方法でサポートできるように、治療者から強く働きかけることもあります。親が関わってもよいのなら、治療を進めていくあいだ、ずっと支えてもらいましょう。この治療で学ぶ特別なテクニックは、一般的には知られていません。だから、治療者はそうしたテクニックをあなたの親にもお教えします。あなたの親には、あなたがそのテクニックを使うときに手伝ってもらえるようサポートの方法を教えることもあれば、場合によっては一歩引いてもらって、あなたが一人でする必要があると伝えることもあります。

　治療者は、親の希望をたずねることがあります。あなたと治療者とあなたの親で話し合い、どのように治療に関わるのかを決めます。決められた内容によって、親はセッションと宿題の両方、あるいはどちらか一方に参加することになります。どれくらい治療に参加してもらうのであれ、親があなたの置かれている状況を理解できるように、治療者からいくつか資料をお渡しします。

危機に備える

　あなたと同じようなトラウマ体験をした後、死ぬことや自分を傷つけることについて考えるようになる10代の人が少なくありません。時々しか考えない人もいますが、死ぬことや自分を傷つけることについて（細かい計画まで）ほとんどいつも考えてしまう人もいます。その中には、過去に自殺を試みたことがある人も、今でも、いつか自殺しようと考えている人もいます。こうしたことを考えるのはおかしなことではありませんが、死にたいという気持ちや、自分を傷つけようとする考えについて話すことは、大切な治療です。あなた自身、自殺したいと思ったり、具体的な計画を考えてしまったとしても、どうすれば対処して克服できるのか、治療者が一緒に考えてくれます。たとえば危険な行為や自分を傷つける行為への対処の仕方などです。そうした対処法や、あなたが家族の中でどうしたらよいのか、親と話し合うこともあります。

そのほかの問題を特定する

　このほかにも、治療に参加しようとしているあなたに影響を与える問題が存在するかもしれません。気分が落ち込むといった症状や、学校での問題、家族の様子の変化などです。放課後のアルバイトやクラブ活動など、他にしなければいけないことが治療への参加を妨げてしまうこともあります。そんなときは治療者と一緒に、何が問題なのか、どうすれば解決できるのか考えましょう。治療を行っているときのこうした問題も、ひとつひとつ、どうやって取り組むのか決めていきます。

宿　題

- ☞ 家でこの章を復習しましょう。
- ☞ このセッションの録音を聴きましょう。
- ☞ 「危機への対処プラン」記録用紙をすでに作成している場合は、その復習をしましょう。
- ☞ 治療のときに話し合ったそのほかの問題に取り組んでみましょう。

第4章

治療を始めましょう

この章の目標

❖ 治療プログラムについて学びます。
❖ 自分の恐怖とどのように向き合っていくのかを学びます。
❖ 気持ちを落ち着かせるための呼吸法を身につけます。
❖ トラウマに関する情報を集めます。
❖ 「秘密兵器」記録用紙を完成させます。

この章全体の流れ

　これまでトラウマに対処するために行ってきたことが、かえって回復を妨げていたのかもしれません。この治療では、そのやり方を変えていくことになります。たとえば、これまでのように本当は安全なのに怖いと感じてしまう状況から逃げるのではなく、向き合ってみるようにと指示されるでしょう。何かを変えるというのはとても難しいことです。しかし、あなたが「どのように」や「どうして」、「何を」ということが理解できれば、ずっと簡単に変えることができます。この治療はどのように効くのか、どうして恐怖と向き合うことが大切なのか、恐怖と向き合うときにはどのような

テクニックを使う必要があるのか。この章であなたがこうしたことを理解できるように、治療者が協力してくれます。また、治療の計画を立てるために、治療者からトラウマについてくわしくたずねられることもあります。さらにこの章では、恐怖を克服するときに役立つ新しいスキルを覚えていきます。気持ちを落ち着かせるための呼吸法も、治療の中で練習していきます。

治療について

　トラウマを体験したあと、怖くなったり、悲しくなったり、恥ずかしくなったり、あるいはそうした感情とほかの不快な感情が混じり合ったような気持ちになることがありますが、それは自然なことです。トラウマのすぐあとは、ほとんどの人が、自分の身に起きたことを話すのに苦労します。また、トラウマを思い出させるようなものを避けたいとも思うようになります。しばらくすると、恐怖や悲しみが治まってくる人もいますが、一方で不快な感情が治まらず、それどころか時間がたつにつれてさらに悪くなるように感じる人もいます。おそらくあなたもそうなのではないでしょうか。トラウマのことを**考えないように**がんばっているときでさえ、思いもよらないときに、トラウマに関する望んでもいない考えが浮かんできます。これまでは簡単にできていたことが難しく感じる人もいます。たとえば学校に行ったり、夜一人で寝たり、電車やバスに乗ったり、ショッピングモールの中を歩いたり、屋外での活動をしたりするのが難しくなることがあります。人と交流することや、楽しいと思える活動への興味を失ってしまう人もいます。自分の生活がもう二度と以前のようには戻らないと思うようなこともあります。この治療プログラムでは、あなたが恐怖心を克服し、本来の生活を取り戻すことができるようにしていきます。

恐怖とどのように向き合っていくか

　苦しくなったり、取り乱してしまうようなことから逃げ出したいと思ったり、避けようと思ったりすることがありますが、こうしたことも普通のことです。トラウマと結びつくような状況や記憶、考え、感情といったものを避けようとしているのが自分でわかるかもしれません。短い期間で見ると、一時的に気持ちが楽になるので、避け

ることはよい考えのように思えます。しかし長い目で見ると、実際には状況を悪化させてしまいます。避けていると、問題を克服するのがさらに難しくなってしまうからです。本来の生活に戻ることへの妨げにもなってしまいます。

　この治療プログラムでは、あなたがこれまで避けてきた状況や記憶に向き合っていきます。トラウマ体験を整理し、話し合い、考えることで、トラウマに対する反応を克服できるように支援していきます。たとえば実際の生活の中に、トラウマと関係した、あなたが避けている状況があるかもしれません。本当は安全なのに、その状況に置かれるとあなたは嫌な気持ちになったり、不安になることでしょう。避けてしまうと、その状況が本当は安全であることを確かめることができません。そのため、こうした状況に置かれることの恐怖を克服できないままになってしまいます。状況と向き合わないかぎり、いつまでも危険だと信じつづけ、自分の不安がなくなることなんてないと思い込んだままになってしまいます。でも、これらの状況に向き合ってみれば、本当は危険ではないということがわかります。また、状況に向き合い、とどまることに慣れるにつれて、感じている不安が徐々に弱まっていきます。こうやってあなたの症状はよくなっていくのです。

　つらい記憶と向き合うのも同じことです。思い出すと今でも取り乱してしまうような記憶も、本当は危険なものではありません。しかし、やはり嫌な気持ちはするものでしょう。なぜなら記憶を思い出すたびに、トラウマが起きたときに感じた感情が呼び起こされるからです。記憶と向き合い取り組むことができれば、トラウマが起きたときの強烈な感情はしだいに弱くなっていきます。あなたも最後には、あまり嫌な気持ちにならずに、トラウマを思い出せるようになるでしょう。

トラウマ面接
　治療の初めの段階では、トラウマについてもう少しあなたに聞かなければならないことがあります。治療を始める前に、すでに治療者やほかの人とトラウマについて話したことがあるかもしれません。しかし治療者は、あなたが体験したトラウマの全体について、あなたから直接話を聞きたいと思っています。あなたの身に何が起きたのか、その体験でどのような影響を受けたのか、トラウマを体験したことで生活がどの

ように変化したのか、というようなことです。トラウマが起こる前、起こっているとき、起こった後のそれぞれで、あなたの身に何が起きたのか、またそのときに考えたことや感じたことなど、全体的に話してもらうことになります。なかには話すのが難しいこともあるかもしれませんが、できるだけ細かく話すようにがんばりましょう。過去にはトラウマがあなたを傷つけましたが、そのトラウマの**記憶が今のあなたを傷つけることはありません**。このことは、あとでエクスポージャーをするときに大切になってきます。

恐怖心を乗り越えるためのテクニック：
「記憶をくわしく語る」と「現実生活での実験」

　この治療では、あなたが怖いと感じる状況や記憶と向き合えるようにしていきます。その中で覚えるテクニックが2つあります。1つめは**「記憶をくわしく語る」**というテクニックです。安全な面接室で、あなたが覚えている通りに、起きたことを何度も語ってもらいます。治療者はすぐ近くであなたを支え、助けます。記憶を語るときは毎回、あなたが思い出せるかぎりの細かな部分や、考えたこと、感じたことなどを付け加えていきます。このようなやり方で記憶をくわしく語っていくと、起こった出来事について考えたり、話したり、うまく整理できるようになり、これまであなたを悩ませていた感情の強烈さや苦しさがやわらいでいきます。

　2つめは**「現実生活での実験」**というテクニックです。トラウマ体験のあと避けてきた状況と少しずつ向き合っていきます。こうした状況に置かれると、あなたは（直接的であれ間接的であれ）トラウマのことを思い出してしまうかもしれません。あるいは自分の経験から危険だと判断することもあるでしょう。「現実生活での実験」を行っていくうちに、向き合っている状況が本当は全く危険ではないということがわかってきます。1つの実験を繰り返すごとに、あなたの恐怖心はやわらいでいきます。「現実生活での実験」をすることで、トラウマを体験したあと、怖いと感じて止めていたあらゆることに再び取り組めるようになります。

否定的な考えや思い込み
　どうしようもない嫌な考えや思い込みというのは、不安になったり動揺してしまっ

たりすることの原因のひとつです。トラウマ体験のあと、多くの人がこの世界は危険に満ちていて、期待などできない場所だと考えるようになります。そうなると、自分を含むほとんどの人間に対して失望してしまいます。そのため、たとえ安全な状況だったとしても、危険に思えたり予測できないと感じたりしてしまうことがあります。自分を弱い存在だと考え、落ち着いていられないと感じる人たちもいます。日常的に感じる普通のストレスにも対処できないと感じることもあります。トラウマを体験しているときに取った自分の行動を責める人もいます。トラウマ体験のあと、さまざまなことが困難になってしまい、罪の意識や恥の意識を感じることもあります。自分自身を恥ずかしいと思うようになるかもしれません。もしこのような考えや感情を抱えているとしたら、自分の身に起きたことを誰にも話したくなくなってしまいますよね。

　この治療をしていくうちに、たとえ否定的な考えが浮かんできても、それを自分で区別できるようになります。否定的な考えが現実的なものなのか、あるいは役に立つものなのかを確かめることができるようになるのです。否定的な考えを区別できるようになるのはとても重要なことです。なぜなら、否定的な考え方をしているとPTSDの症状が悪化し、日常生活がさらに困難になってしまうからです。「記憶をくわしく語る」と「現実生活での実験」を行うことで、現実的ではない考え方や、生活に支障をきたすような考え方を正すことができます。この2つのテクニックを使えば、次のことを現実に合わせて判断できるようになるので、日常生活の行動を改善することができます。

❖ その状況は本当に危険なのかどうか。
❖ あなたがそれに対処できるのかどうか。

チームワークと支援

　これから数カ月にわたって、あなたと治療者は協力して、一生懸命治療に取り組んでいきます。目標は、あなたが本来の生活を取り戻すことです。トラウマとなった出来事や、トラウマに対する反応について話し合いをしていると、自分が不快な気持ちになっていることに気づくでしょう。治療以外のときにも、自分の抱えている問題が

一時的に悪化していると感じるかもしれません。あなたが必要だと感じたときは、治療者が相談に乗ってくれます。あなたとご家族がトラウマを克服できるように、あなたと治療者と親が1つのチームとなって一緒に取り組んでいきます。

リラックス呼吸法（呼吸再調整法）

このセッションでは、気持ちを楽にするための呼吸法を習います。この練習の目的は、次のようなことです。

- 呼吸をゆっくりしたものにしていく。
- 空気をたくさん吸い込まないようにする。
- 練習することで、気持ちを落ち着かせる。

恐怖を感じたり、パニックになったりすると、もっとたくさん息を吸わなければいけないと感じることがあります。そうすると、息を吸って吐くことを早いペースで繰り返し、空気をたくさん取り入れ過ぎてしまいます。これは**過呼吸**と呼ばれる症状です。過呼吸になると、とても気分が悪くなります。不安や恐怖の感情を引き起こすこともあります。もし呼吸をするときにたくさんの空気を吸いすぎていた経験があるのなら、あなたの身体にも過呼吸が起こっていたのかもしれません。

あまりにも早く息を吸ったり吐いたりすると、あなたの身体はもう逃げ出すべきだとか、あるいは戦う必要があると勘違いしてしまいます。あなたが本当にしなければいけないことは、ゆっくりと呼吸をして、たくさん空気を吸い過ぎないことです。こうしたゆっくりとした呼吸法を繰り返し練習すれば、気持ちが落ち着いてきます。

リラックス呼吸法
（1）口を閉じて、普通に鼻から呼吸をします。
（2）口を閉じたまま、鼻からゆっくりと息を吐き出します。
（3）息を吐き出しているときに「リラックス」とゆっくりつぶやいてみましょう。
　　「リラーーックス」という感じです。
（4）4までゆっくり数え、それから息を吸い込みます。

（5）この練習を1回10〜15分かけて、1日に3回行います。

　多くの人がこのリラックス呼吸法のことを、どんなストレスを感じる状況でも非常に役に立つものだと感じています。あなたも気持ちを楽にしたいときには、ぜひこの呼吸法を使ってみてください。この呼吸法を使えば、治療中の難しい状況に直面したときでも逃げ出したいと思わなくなるでしょう。ゆっくりと呼吸をすると、少し考える余裕ができ、逃げ出すよりもとどまったほうがよいと判断できるようになります。それでもなお不安を感じたり、その場から離れたいと思ったりすることもあるかもしれません。リラックス呼吸法によってあなたの感じている恐怖心をすべて取り除けるわけではありませんが、逃げ出したいという気持ちを抑え、自分のしていることを考えられるようにはなるでしょう。このことは次のセッションで、「記憶をくわしく語る」と「現実生活での実験」を行うときにとても大切になります。

　もうひとつ、ゆっくりと呼吸をするためのヒントをお伝えしましょう。それは、練習をすれば、ほぼ確実にうまくなるということです。リラックス呼吸法を試してみたほとんどの人が、はじめはあまりリラックスできないと感じます。手順を思い出したり、数をかぞえたりすることに気をとられてしまうからです。でも練習すればするほど、簡単に、自然に呼吸ができるようになります。ですから、はじめのうちは役に立たないように思えても、あきらめずにこの呼吸法を覚えるようにしましょう。練習すれば上手にできるようになり、恐怖心と戦うための武器を新たに手にすることになります。

秘密兵器の練習

　はじめのうち、治療は難しそうに思えます。誰だって嫌な気持ちになるようなことを話したくはないものです。しかし幸いなことに、練習をすればそうした話も簡単にできるようになります。これまでにあなたが習ってきた何か別のことを考えてみましょう。たしかにはじめは難しかったけれど、練習をすれば簡単にできるようになりましたよね。難しくて恐ろしいと感じることでも、それを行い、そこから学び、それをうまくできるようになる力があなたにはあるのです。それにこれから先、あなたを

助けてくれる人はたくさんいます。

「秘密兵器」記録用紙を使えば、PTSDの症状に対処し克服するために、あなたが学ばなければいけないことを確認できます。この用紙では3つのことを取り扱っています。

1. 「**スキルと能力**」に記入するのは、あなたができること（歌う、踊る、物語を書く、絵を描く、自転車に乗るなど）なら何でもかまいません。あなたの粘り強さや学習能力、勇気、あるいはその他の長所など、実際にして見せられることを書いてください。
2. 「**経験と実績**」には、得意な家事やよい成績を取った経験、賞をもらったこと、病気や骨折から回復したこと、合格したこと、人生で乗り越えたこと、あるいは大変なことをしてほめられたことなどを記入してください。あまり楽しい経験ではなかったかもしれませんが、それでもかまいません。
3. 「**味方になる存在**」には、あなたの親や先生、友達などあなたを助けてくれる人や、学校や宗教団体、クラブなど、あなたが利用できるものを記入してください。お守りやお祈りの言葉、神様など、自分のことを支えてくれて、見守ってくれていると感じられるものなら何でもかまいません。

宿 題

- 家でこの章を復習しましょう。
- このセッションの録音と、リラックス呼吸法の練習の録音を聴きましょう。
- 宿題として出されていれば、「秘密兵器」記録用紙を完成させましょう。
- 1日3回、リラックス呼吸法の練習をしましょう。

秘密兵器

スキルと能力	経験と実績	味方になる存在

第5章

よく見られるトラウマ反応

この章の目標

❖ よく見られるトラウマ反応について学びます。
❖ あなたのトラウマ反応を確認します。

この章全体の流れ

　トラウマとなる出来事というのは、人生の中でもとりわけ苦しい経験のひとつです。ですから、そのような出来事を経験するときに、感情や身体にたびたび激しい反応が引き起こされるのも当然のことと言えます。そんな苦しい出来事の直後には、誰もがトラウマに対して強い反応を示します。こうした反応（症状と呼ばれることもあります）は、ほとんどの場合、時間とともにやわらいでいきます。ところが、ときには感情や身体に起きた激しい反応が消え去らず、問題を起こしつづけることもあります。この反応は、トラウマ反応と呼ばれています。この章では、治療者と一緒によく見られるトラウマ反応について話し合い、あなたにどのような反応が見られるのか確認していきます。

恐怖と不安

　トラウマに対する反応で最もよくあるのが恐怖と不安です。恐怖と不安は、危険に対する反応としては自然なものです。私たちが危険な状況に直面すると、体内の警報システムが作動しはじめます。このシステムは警告を発することで、私たちが自分自身を守るために最善の方法で反応できるようにしてくれます。この「警報システム」が作動して、体内の特定の反応（心臓の鼓動が速まる、汗をかくなど）が引き起こされ、危険に集中して身を守れるようになるのです。この警報システムは、動物の体内にも存在します。たとえば、公園でリスの近くを通ると、リスはさっと木の上に駆け上がります。ネコならば自分を脅かす存在であるイヌに向かってうなり声をあげるでしょうし、ウサギならば遠くでポキッと小枝の折れる音が聞こえるだけで、じっと動かなくなってしまいます。いざというとき危険な状況から逃れたり、戦ったり、じっと動かなかったりできるように、このシステムが私たちに指示を出してくれているのです。これは危険に直面したときの自然な反応です。

　この警報システムは、実際に危険が存在しなくても、**引き金やきっかけ**だけで作動することがあります。その引き金やきっかけは、トラウマに関係してはいますが、それ自体危険なものではありません。しかし、いったん警報システムが作動すると、トラウマ体験が終わったあとでも、トラウマや危険に対する反応が長い間つづき、日常生活の邪魔をしてしまいます。このような不安を引き起こす引き金やきっかけは、不安に注意を向ければ向けるほど、見分けることができるようになります。どこからともなく現れるように見える不安も、実際にはトラウマのことを思い出させるような、何らかのきっかけが存在することがあります。きっかけとなるものは、トラウマを思い出させるような目に見えるものだったり、匂いのするものだったり、音だったり、状況だったりします。たとえば、交通事故にあってしまった人は、原因のわからないまま突然不安を感じることがあるかもしれません。しかし、注意深く見てみると、離れたところで鳴るキーッというブレーキの音や、サイレンの音に気がつき、そうしたものが不安を引き起こすきっかけになっているということがわかるようになるのです。

イライラ

　イライラする感覚も、よくある反応のひとつです。トラウマとなる出来事のあと、多くの人が常にびくびくしたり、イライラしたりするのを経験します。たとえば、あなたの身体は必要以上に興奮した状態にある可能性があります。胸がドキドキしたり、呼吸が早くなったりすることもあるでしょう。用心深くなり、びくびくしたり、すぐにびっくりしてしまったり、車の音などちょっとしたことにも大きく反応してしまうことがあるかもしれません。

　びくびくした状態が長くつづくと、集中しにくくなったり、寝つきが悪くなったり、ぐっすり眠れないことがあります。いつもイライラしていると、興奮や怒りが引き起こされることもあります。十分な睡眠がとれていない場合にはなおさらです。

再体験

　トラウマを体験した人のなかには、トラウマを再び体験してしまう人もいます。トラウマの**再体験**は、トラウマにまつわる考えや感情がふと頭に浮かんできたときに起こります。トラウマとなった出来事を思い出させるようなものが、トラウマのことを考えるきっかけとなっているのです。そのため、こうした考えがどこからともなく現れるように思われるのです。

フラッシュバック

　フラッシュバックは、重度の再体験のひとつです。フラッシュバックは非常に鮮明なイメージです。あたかもその出来事が今、ここで起こっているかのように感じます。たとえば、あなたの体験した暴力が今この瞬間、実際に起こっていると感じます。起こったことの一部を実際に見たり、聞いたりしている感覚になることさえあります。フラッシュバックがあまりにも強烈なので、トラウマとなった出来事が繰り返して起こっているかのように思えることもあります。

悪　夢

　夢や悪夢の中でトラウマを再体験することもあります。トラウマとなった出来事がとても恐ろしく、あまりにも日常生活とかけ離れているので、頭の中でその出来事を整理して片づけることが難しくなっています。そこで、その出来事を理解したり消化したりしようとして、頭の中で出来事を何度も繰り返し確認することになるのです。夢はそのときに使われる1つの方法というわけです。

回　避

　苦しさや恐怖、不安を引き起こすようなものを避けようとすることも少なくありません。トラウマを思い出させるようなあらゆる種類の状況や場所や人を知らないうちに避けてしまうのです。たとえばあなたも、トラウマが起こった場所に近づかないようにしているかもしれません。

　もうひとつ、別のタイプの回避は、トラウマについての考えや感情にまつわるものです。なるべくトラウマのことを思い出さないように、話さないように、トラウマにつながる感情がわき起こらないようにしている人が少なくありません。トラウマ体験の一部を思い出すことができないこともあります。

感情の麻痺（まひ）

　トラウマを体験すると、何の感情も感じられないという問題を抱えることがあります。こうした症状は「感情の麻痺（まひ）」と呼ばれます。トラウマを体験したあと感情がなくなると、不安や恐怖をそれほど感じなくなりますが、同時によい感情までも感じなくなってしまいます。そのせいで幸せや満足感、愛情をあまり感じることができなくなってしまいます。気づかないうちに、人に対して親しみを感じられなくなっていることもあります。これまでとは違って、友達があなたのことを理解してくれないように見えることもあります。あなたにも本当の理由がわからないまま、周りの人から**孤立**したり、つながりが切れたと感じたりするようなことがあるのではないでしょうか。

怒　　り

　トラウマ体験のあと、非常に強い怒りの感覚を持つ人もいます。こうした怒りは、トラウマとなった出来事や、それに関わった人に向けられますが、一方で、それとは無関係の人たちに向けられることもあります。自分の体験したことを理解してくれないと感じて、友達や家族に怒りが向けられることがあります。

後ろめたさと恥ずかしさ

　多くの人が、トラウマとなった出来事の最中に自分のしたことやしなかったことに対して、自分が悪いという気持ちや、恥ずかしいという気持ちを持っています。「自分があんなに怖がらなければよかったんだ」「こんなことが起こることくらい、わかっていないといけなかったんだ」と思って、起こった出来事のことで自分自身を責めるのです。トラウマとなる出来事が起こってから経験してきたさまざまな問題に対しても、自分が悪いと思う気持ちを持つことがあります。自分の症状が、家族や友達に対しても問題を引き起こしていると苦しんだりもします。
　トラウマを体験しているときにとった反応が、たとえば泣いたり、その場で動けなかったりしたなど、自分の思っていたのとは違うものだった場合、それを恥ずかしいと感じることがあります。トラウマの結果として、現在抱えている問題についても、後ろめたいと感じることもあるでしょう。親しい人たちまでもがあなたのことを責めるような場合、こうした感情はとくに強くなります。

コントロールできない

　トラウマを体験している間は、まるで自分の心も身体も、生死までもがコントロールできないと感じることがあります。コントロールできないという感覚はあまりにも強烈で恐ろしいものなので、「気が狂っているんだ」とか「頭がおかしくなる」と思い込んでしまうこともあります。こういうふうに考えてしまうのはよくあることです。決して本当におかしくなっているわけではありません。トラウマによって引き起

こされた強烈な感情や経験は、とても強いストレスを受けたときに起こる正常な反応です。

感じ方の変化

　トラウマ体験のあと、自分自身に対する考え方が変化することがあります。あなたもこんなことを自分に向かって言い聞かせていませんか。「私は悪い人間だ。だって私には悪いことばかり起きるから」とか、「自分がこんなに弱くもなく、バカでもなければ、こんなことは起こらなかったのに」とか、「もっと勇気を出すべきだったんだ」というふうに。この世界や周りの人たちに対する考え方も、悪いほうに変わることがあります。もしあなたがトラウマを体験する前まで、この世界は安全な場所だと考えていたとしても、現在のあなたにとって、この世界は危険な場所で、他人は信用できないと感じられるかもしれません。

憂うつ

　自分の回復する能力や、再びよい感情を感じられる能力について、自分ではどうしようもないと感じたり、希望が持てないと感じたりしはじめることがあります。楽しいことなど、もう何もないかのように思えてしまうかもしれません。生きがいがこれっぽっちもなく、将来の計画もまったく無意味だと思えることもあります。悲しみや悲嘆、憂うつといった感情は、トラウマに対する反応としてはよくあることです。実際に、PTSDを患う多くの人たちが、憂うつな気分に悩まされています。こうした考えや感情から、いっそうのこと死んだほうがましだと考える人もいます。また、自分を傷つけようと思ったり、自殺しようと考えたりする人もいます。

自分のトラウマ反応を理解する

　トラウマを体験した10代の人たちによく見られる反応のいくつかを、ここまで紹介してきました。あなたに現れるかもしれない反応は、他にもまだあります。あらゆるトラウマ体験がそうであるように、あなたの体験も、ある意味であなただけのもの

です。あなたの身に降りかかった出来事のことを考えれば、これまで見てきたような反応が起こるのも当然です。自分のトラウマ反応を理解するためには、それらが起こって当然だと理解することが大切になってきます。さらに重要なのは、治療を受けることであなたの示す反応はやわらいでいき、対処しやすくなるということです。ほかの人に比べて、より強い反応が出ているものもあるかもしれませんし、あなたには現れていない反応もあるかもしれません。これまでに挙げた反応をどのくらい経験したかということにかかわらず、この治療プログラムはあなたの回復に役立ちます。あなたはいずれ、自分にとって大切なことにも再び取り組めるようになるでしょう。

宿 題

- ☞ 家でこの章の復習をしましょう。
- ☞ このセッションの録音を聴きましょう。
- ☞ 「よく見られるトラウマ反応」記録用紙を完成させましょう。

よく見られるトラウマ反応

　トラウマに対する反応のうち、あなたが経験したのはどれか確認し、あなたの経験したことをくわしく記録します。

恐怖と不安：
イライラ：
再体験：
回　避：
感情の麻痺(まひ)：
怒　り：
後ろめたさと恥ずかしさ：
コントロールできない：
感じ方の変化：
憂(ゆう)うつ：
そのほかの反応：

第6章

現実生活での実験

この章の目標

❖ 回避がどのように PTSD 症状と関係しているのか理解します。
❖ 現実生活での実験で取り組む内容を考え、順番をつけます。
❖ 現実生活での実験をやってみます。

この章全体の流れ

　ここでは、トラウマを思い出させるようなものを避けていると、どうして PTSD 症状がひどくなっていくのか学んでいきます。**現実生活での実験**のやり方も覚えます。これから説明する現実生活での実験を行えば、これまで避けてきた状況に向き合うことができるようになります。治療者と一緒に、ふだんの生活の中で避けてきた状況に向き合うための計画を立てましょう。簡単なものからはじめて、だんだん難しいものになるように、取り組む順番を決めます。階段を一段ずつ上がっていくように、これまで避けてきた状況に1つずつ取り組んでいきます。繰り返し向き合うことで、これまで避けてきた状況に出くわしても自分で何とかすることができるようになり、やがて恐怖を乗り越えることができるようになります。

避けることはどうして問題なのでしょうか

　トラウマを思い出させるような状況や感情、考えを避けたくなるのは正常なことです。トラウマを思い出すだけで、その出来事が起こっていたときに感じた嫌な気持ちを思い出してしまうからです。トラウマを思い出させるようなものを避けて考えないようにしていれば、しばらくの間、ほんの少し気持ちが楽になったと感じられることもあります。ところが長い目で見た場合、恐怖心はしっかりと心の中にとどまってしまいます。避けつづけることで、よけいに怖くなってしまうことがあるのです。時間がたつにつれて、できることがだんだん少なくなっていき、やがて大切なことをする機会さえ逃してしまうかもしれません。たとえば友達と遊びに行ったり、車で出かけたり、一人で眠ったりすることができなくなってしまうこともあります。自分がやりたいと思ったことができず、友達と関わることもなくなってしまうと、これまでよりもっと悲しくなり、ひとりぼっちだと感じるようになってしまいます。

現実生活での実験をすると、
　　どうしてよくなるのでしょうか

　トラウマを思い出させるような状況を避けつづけていると、避けたり逃げ出したりすることによって、不安や恐怖をやり過ごすことに慣れてしまいます。避けなかったら何か悪いことが起きるにちがいない、という思い込みもそのままになってしまいます。しかし反対に恐怖に向き合ってみると、恐ろしいと思っている状況が実際は危険ではないということがわかってきます。現実生活での実験を行いながら、そのことを理解していきましょう。現実生活での実験は、生活の場面で行う実験です。これまで避けてきたいろんな状況を実際に試してみて、何が起きるのかを確かめます。これまで避けてきた状況に何度も向き合っていると、悪いことなど何も起こらないんだということがわかってきます。この状況は安全なんだな、避ける必要はないんだな、という「証拠」を手にすることができるというわけです。そうやって状況に向き合わなければ、やっぱり危険だといつまでも信じつづけることになってしまいます。そうなると、誤った思い込みを正す機会も、永遠に訪れることはありません。

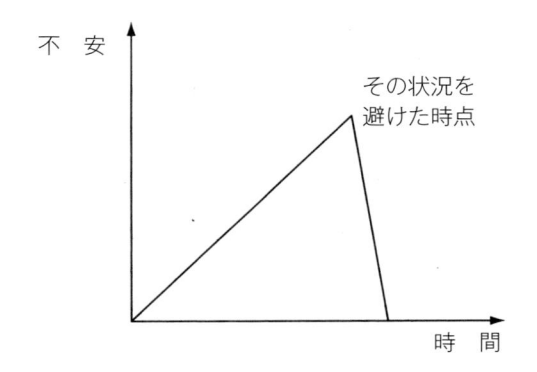

図6.1　短期間では回避は不安を減少させる

　いつも避けている状況にふと出くわしてしまったとき、真っ先に不安や恐怖を感じませんか。たとえば、心臓がドキドキして、手に汗をかき、震えだし、すぐにそこから逃げ出したいと思ったりするでしょう。その状況を避けたり、そこから逃げ出したりすれば、感じていた不安はすぐに静まります。図6.1はそのことを表しています。ところがいくらそうやって避けたり逃げたりしても、抱えている困難や問題はいっこうに解決されることはありません。これからもずっと悩みつづけることになってしまいます。いつも避けている状況でも、ある程度そこにとどまることができれば、不安は自然に静まるものです。しかし避けつづけていると、いつまでもそのことがわからないままです。いつも避けている状況が、本当は危険でもなんでもないことを発見する機会も逃してしまいます。「恐ろしいものに出くわしたけれど、うまく避けたり、逃げたりできた。自分で自分を救ったんだ」。こんなふうに誤解するのです。その結果、次に同じような状況に出くわしたときにも再び強い不安を感じ、また逃げ出すことになるのです。出くわしては避けるというふうに、同じところをぐるぐると回りつづけることになってしまいます。

　トラウマを思い出させるような状況から離れたりせず、そのかわりにそこにとどまってみると、驚くことに、しばらくして不安な気持ちが落ち着いてきます。ただし、これを身につけるには少しずつ進んでいく必要があります。はじめは、これまで避けてきた状況に身を置いても、不安な気持ちがまったくやわらぎません。やわらいだとしても、ほんの少しだけです。しかし何度も繰り返すうちに不安は少なくなっていきます。図6.2を見てください。最初の実験ではまだ不安はいちばん高い山を描い

不安

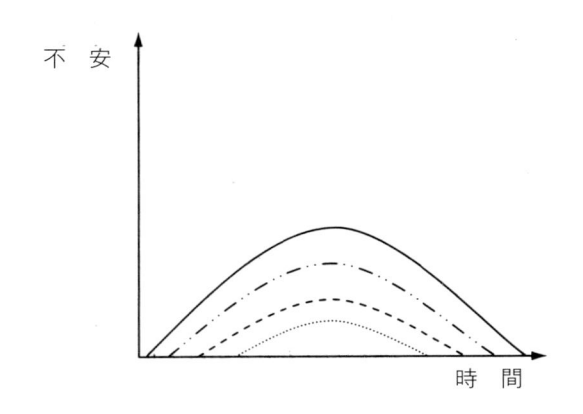

時間

図6.2　エクスポージャーがうまくいき、不安に慣れていく

ていますが、それにつづく不安の山のピークはだんだん低くなっていきます。やがて不安は山の形すら描かなくなるでしょう。これまで怖がっていた状況を落ち着いて、自信を持って受け止めることができるようになるのです。トラウマを思い出させるような状況であなたが感じていた不安は一時的なものです。繰り返しその不安を経験することで、不安がなくなっていくのがわかってきます。つまり**記憶に慣れていく**のです。

　恐怖に向き合っていくうちに、自分に自信が持てるようになり、PTSDの症状を克服する力があると思えるようになっていきます。かつては楽しめていたのにトラウマによってできなくなったことも、再びできるようになります。こうして本来の生活を少しずつ取り戻していくことができるのです。

現実生活での実験をはじめるにあたって

　治療者と一緒に現実生活での実験をするときは、たとえばこんなふうに行います。次のお話を読んでください。

　あるとき、波打ちぎわに小さな男の子がいました。男の子は砂浜に穴を掘って遊んでいましたが、そのとき大きな波がやってきて、波に飲みこまれてしまいました。とてもびっくりして、すっかり恐ろしくなった男の子は泣いてしまい、家に帰りたいと思いました。次の日になっても、もう浜辺になんか行きたくない、と男の子は思いました。

男の子が怖くなくなるように、お母さんはそれから何日も、男の子を浜辺まで散歩に連れていきました。はじめ二人は、水から離れた乾いた砂のところを歩きました。お母さんは男の子の手をにぎり、それから二人は、だんだん水の近くを歩くようになっていきました。その週の終わりには、男の子は水のところを一人で歩けるようになりました。何度もやってみたり、勇気づけられたりして、男の子は水への恐怖心を克服することができたのでした。そして再び、砂浜で遊べるようになりました。

現実生活での実験：ステップ・バイ・ステップ

お話の中で男の子が恐怖心を克服したのと同じようなやり方で、あなたも自分の恐怖心を克服していきます。まず治療者と一緒に、これまで避けてきた状況のリストを作ります。非常に難しいものもあれば、わりと簡単なものもあるでしょう。現実生活での実験を行うことは、階段を上ることに似ています。階段を1段目から上りはじめるように、現実生活での実験もいちばん簡単な状況からはじめていきます。階段の次の段を上ると少し高くなるのと同じで、現実生活での実験も次に進むと少し難しくなります。それでも1段ずつ、低いほうから高いほうに向かって上っていくことにしましょう。時間がたつにつれて、実験するにつれて、恐怖心を克服して再びたくさんのことを楽しめるようになります。

ストレス体温計

現実生活での実験を行うときは、避けてきた状況のリストを作ります。でもその前に、まず自分の不安をはかる方法を覚える必要があります。不安をはかる方法を覚えておくと、現実生活での実験を行っているときに、自分がどれだけ不安を感じているのか治療者に正確に伝えることができます。ストレス体温計は、ある状況に置かれたときにその人がどのくらい動揺したり、怖がったり、悲しんだりしているのかを調べるのに使うもので、個人個人に合わせて作っていきます。はじめに、治療者と一緒に、生活の中で実際に不安を感じた体験を挙げて、0から10までの不安のレベルに当てはめていきます。目盛に合わせて、過去にあなたが実際に体験したことを、この章にあるストレス体温計の記録用紙に書きこんでみましょう。目盛に合わせて書くことで、このストレス体温計が「基準」の役割を果たすことになります。

ストレス体温計

不安の度合いに応じて、生活の中で経験したことを空欄に書いてみましょう。

10. _____

5. _____

0. _____

ストレス体温計の「10」は、とてもショックを受けている状態を表します。「10」はこれまでの人生での最悪のショック、「0」はまったくショックを受けていない状態です。「10」の体験をしたときには、ドキドキと心臓の鼓動が速くなったり、震えたり、気分が悪くなったり、息が苦しくなったりしたことがあるかもしれません。それはとても強烈な体験です。「0」のときには、ふつうに呼吸ができて、よい気分でリラックスしていた状態です。「5」にはその中間くらいのことを書きます。ドキドキと鼓動が速くなった気がしたり、ちょっとだけびっくりしたりしたときのことです。不安を感じたけれど、自分でその不安をコントロールして、なんとかできるくらいの状態です。

　ストレス体温計の意味は人それぞれです。あなたにとっては「10」にあたる状況でも、他の人には何の問題もないかもしれませんし、その逆のこともあります。あなたにとっての重要な体験を点数の基準にすることが大切です。そうした体験は簡単に思い出せるので、それを手がかりにすれば、今の不安とストレス体温計の数字を比べやすくなるからです。

　はじめに「現実生活での実験：ステップ・バイ・ステップ」記録用紙を使って、治療者と一緒に、各項目に順位をつけたリストを作っていきます。それから、リストの各項目がそれぞれどのくらいの不安にあたるのか、ストレス体温計を使ってはかっていきます。次の章でトラウマとなった出来事の記憶を語るとき、自分の不安がどのくらいかをはかるのにも、このストレス体温計を使用します。

現実生活での実験で行う状況のタイプ

　治療者と一緒に、PTSDの症状のために避けてきた状況を確認しましょう。「現実生活での実験：ステップ・バイ・ステップ」記録用紙に記入していきます。図6.3は完成させた例です。

　こうした状況にいたとしたら、どのくらいの不安を感じ、どのくらいの苦しさを感じると思いますか。治療者が質問しますので、ストレス体温計を使ってはかっていきましょう。この記録用紙を家に持って帰って、新たに項目を付け加えてみてもかまいません。

現実生活での実験：ステップ・バイ・ステップ

これまであなたが避けてきた状況を書き出してみましょう。そのあと、ストレス体温計を使って各状況の点数をはかってください。治療を終えるとき、最後にもう一度それぞれの状況の点数をはかります。

現実生活での実験	最初の点数	最後の点数
事故のことを友達に話す	5	1
バスの前の方の席にすわる	6	2
シートベルトをしめる	5	0
車の助手席に乗る	7	1
人がたくさんいる通りを歩く	4	2
サイレンの音を聞く	6	0
時速40～50kmくらいの速さの車に乗る	9	2
病院の中、とくに緊急治療室の辺りにいる	6	2
夜、車に乗る	10	0
タートルネックを着る・マフラーを巻く（息苦しく感じる）	7	0
大きなトラックやバンで近所を走る	10	1
ガソリンの臭いをかぐ	9	1

図6.3　交通事故にあった人の記入例

現実生活での実験：ステップ・バイ・ステップ

　これまであなたが避けてきた状況を書き出してみましょう。そのあと、ストレス体温計を使って各状況の点数をはかってください。治療を終えるとき、最後にもう一度それぞれの状況の点数をはかります。

現実生活での実験	最初の点数	最後の点数
_____	_____	_____
_____	_____	_____
_____	_____	_____
_____	_____	_____
_____	_____	_____
_____	_____	_____
_____	_____	_____
_____	_____	_____
_____	_____	_____
_____	_____	_____
_____	_____	_____
_____	_____	_____
_____	_____	_____

ここに主な3つの状況タイプがあります。「現実生活での実験」のときは注意を払う必要があります。

① 実際には安全なのに、今のあなたにとっては危険に見える活動。このタイプの状況には、交通事故のあとで車に乗る、といったように、あなたのトラウマに特有のものもありますし、トラウマの種類と関係なく生じるものもあります。たとえばPTSDの患者さんの多くは人混みや、一人でいることを避けています。

② トラウマ体験を思い出させる状況。その記憶によって恐くなったり、恥ずかしくなったり、自分には何もできないと感じたりして、不快な感情が起こるのを避けている状況。トラウマを思い出させるきっかけにはいろいろなものがあります。たとえば、トラウマを体験した日に着ていたのと同じ服や、似たようなものを着たりすること。トラウマ体験をしていたときと同じ匂いを嗅いだり、同じ音楽を聴いたりすること。トラウマ体験のときに同じ場所にいた人たちと関わりを持つこと。たとえその人たちがトラウマ体験に巻き込まれていなかったとしても、その人たちに会うことがトラウマを思い出してしまうきっかけになるかもしれません。あるいは、トラウマ体験についてくわしく話したくないというようなこともこのタイプに含まれます。

③ 本当は楽しく、自分の人生にとって大切なことなのに、トラウマを体験してから興味を失ってしまいやめてしまった活動や、避けるようになった状況。もしあなたがトラウマを体験したあと気分が落ち込んだり、引きこもりがちになったりしているとすれば、このような活動はとくに役に立ちます。このようなエクスポージャーで取り組むこととしては、スポーツやクラブ活動、趣味、友達とのつながり、家事など家庭での役割、そのほかにもトラウマ体験の影響でやめてしまった楽しい活動や、大切な活動などがあります。

安全を保つ

あなたが向き合う状況は、安全でリスクの低いものを選ぶことが大切です。リストには危険だったりリスクの高い状況を入れてはいけません。そうした状況がもたらす恐怖については、それと向き合う別の方法を、治療者と一緒に検討しましょう。たとえば、夜に一人で歩くことを避けているのでしたら、犯罪が起こりやすい場所ではな

く、安全な街の中を歩くように計画します。

現実生活での実験の進め方

　さあ、これから現実生活での実験に取り組んでいきます。ストレス体温計で4点か5点ぐらいの、少し不安な状況からはじめましょう。簡単な状況を克服してから、より難しい状況に進んでいきます。状況によっては、実験をしているときに感じる不安とリストの中の不安の程度が合わないこともあるので、その場合は条件を変更したほうがよいでしょう。夜よりも昼のほうが怖さを感じないとか、一人でするよりも誰かと一緒にしているときのほうが我慢できるといったような場合です。初めての現実生活での実験にちょうどよい不安の程度となるように、治療者が条件を変更してくれます。次の例を見てください。

　例：高速道路で車を運転する

　これからお示しするのは、アメリカでの例です。どのような「実験」をするのかは、安全に気をつけて、治療者と話し合って決めてください。

　もう一度高速道路で渋滞の中を運転できるように、次のような状況を順番に練習してみました。ひとつの状況での不安の最大の点数が、練習を始めたときの半分以下になるまで、次の状況に進んではいけません。

> **目標：もう一度車を運転して高速道路を走る**

（1）コーチ（友人や家族など）が運転する車に乗り、近所の郊外をドライブする。

（2）コーチを乗せて自分で運転して近所の郊外をドライブする。

（3）コーチを乗せて自分で運転して複数の車線がある市街地をドライブする。

（4）あまり混んでいない時間帯に、コーチが運転する車に乗って、高速道路をドライブする。

（5）あまり混んでいない時間帯に、コーチを乗せて、自分で運転して高速道路をドライブする。

（6）混んでいる時間帯に、コーチを乗せて、自分で運転して高速道路をドライブする。

（7）混んでいる時間帯に、自分一人で運転して高速道路をドライブする。

（8）とても混んでいる時間帯に、自分一人で運転して高速道路をドライブする。

　初めて実験をするときは不安になったり、怖くなったりするかもしれません。心臓がドキドキして、手に汗をかき、震えだすこともあります。その状況からすぐにでも離れたいと思うことでしょう。けれども実験を成功させ、あなたが自分の恐怖心を克服するためには、30分から45分の間、もしくは不安がやわらぐまでの間、その状況にとどまっておくことが大切です。ストレス体温計ではかってみて不安が半分まで下がっていたら、行っていた実験を終わりにして、次の実験に移ってもかまいません。

　注意しなければならないのは、強い不安を感じているときに実験をやめてしまうと、その状況が本当は危険ではないということが学べないということです。そうすると次に同じ状況に向き合うと、また強い不安を感じることになります。でも、もしあなたがその状況にとどまることができれば、不安や恐怖は治まってきます。やがて不安や恐怖を感じることなく、同じ状況に取り組むことができるようになります。実験すればするほど怖いと思わなくなっていき、その状況を避ける必要がなくなってくるのです。

進行状況を把握しておく

現実生活での実験を行うたびに、実験をする前と後でのストレス体温計の点数を、「現実生活での実験」記録用紙に書き込みます。記録用紙には、実験しているときにあなたが体験した最も強いストレスの点数を書く欄もあります。治療者と一緒に、毎回のセッションでこの記録を振り返ってみて、実験がどのように進んでいるのかを確認し、次の実験をどのように進めるか計画を立てます。図 6.4 を見てください。完成した記録の例です。練習するにつれて、不安な気持ちが小さくなっているのがわかるでしょう。

現実生活での実験ですること、してはいけないこと

❖ **すること**

- **少しずつ**──少しずつ進めましょう。
- **繰り返して**──何度も繰り返し実験しましょう。
- **方法どおりに、順番に**──リストの順番どおりに進めます。順番を飛ばさないようにしましょう。
- **しっかり考えながら**──次に何が起きるか予測して、その結果を確かめてみましょう。
- **努力して**──実験ではあなたの日課にないことにも取り組むことになりますが、がんばりましょう。

❖ **してはいけないこと**

- **他の人と比べない**──自分のペースで進めましょう。
- **考えずに動かない**──行動する前に考えてみましょう。
- **避けたり逃げたりしない**──実験を途中でやめたり、その状況を避けたりしないようにしましょう。

宿　題

- 家でこの章の復習をしましょう。
- このセッションの録音を聴きましょう。
- ストレス体温計を使って現実生活での実験を始め、「現実生活での実験」記録用紙に点数を書いていきましょう。
- 「現実生活での実験：ステップ・バイ・ステップ」記録用紙に、必要であれば避けている状況を追加しましょう。
- リラックス呼吸法の練習を続けましょう。

現実生活での実験

現実生活での実験の前と後に、ストレスの点数を記入してください。また、実験中に体験した最も強いストレスの点数も書いてください。

注意：30〜45分間、もしくはストレスの点数が半分になるまでその状況にとどまってください。

状況： 車に乗る（お母さんの運転する車で、学校まで）

日にち&時間	前	後	最高
4/17 8時	8	8	9
4/19 8時	8	6	8
4/21 8時	6	5	6
4/22 8時	4	3	4
4/23 8時	3	3	3

状況： お昼の時に友達と一緒に座る

日にち&時間	前	後	最高
4/17 12時	10	4	10
4/18 12時15分	6	3	6
4/19 12時	4	3	5
4/20 12時	2	2	2
4/21 12時15分	2	2	2
4/22 12時	2	1	2

図 6.4 交通事故にあった人の記入例

(　　セッション　　月　　日)

現実生活での実験

現実生活での実験の前と後に、ストレスの点数を記入してください。また、実験中に体験した最も強いストレスの点数も書いてください。

注意：30〜45分間、もしくはストレスの点数が半分になるまでその状況にとどまってください。

状況：＿＿＿＿＿＿＿＿＿＿＿＿＿＿＿＿＿＿＿＿＿＿＿＿＿＿＿＿＿＿

　　　　　　　　　　　　　　　　　　　　前　　　　　後　　　　　最高

　　　　　　日にち＆時間

＿＿＿＿＿＿＿＿＿＿＿＿＿＿＿＿　　＿＿＿＿　　＿＿＿＿　　＿＿＿＿
＿＿＿＿＿＿＿＿＿＿＿＿＿＿＿＿　　＿＿＿＿　　＿＿＿＿　　＿＿＿＿
＿＿＿＿＿＿＿＿＿＿＿＿＿＿＿＿　　＿＿＿＿　　＿＿＿＿　　＿＿＿＿
＿＿＿＿＿＿＿＿＿＿＿＿＿＿＿＿　　＿＿＿＿　　＿＿＿＿　　＿＿＿＿
＿＿＿＿＿＿＿＿＿＿＿＿＿＿＿＿　　＿＿＿＿　　＿＿＿＿　　＿＿＿＿

状況：＿＿＿＿＿＿＿＿＿＿＿＿＿＿＿＿＿＿＿＿＿＿＿＿＿＿＿＿＿＿

　　　　　　　　　　　　　　　　　　　　前　　　　　後　　　　　最高

　　　　　　日にち＆時間

＿＿＿＿＿＿＿＿＿＿＿＿＿＿＿＿　　＿＿＿＿　　＿＿＿＿　　＿＿＿＿
＿＿＿＿＿＿＿＿＿＿＿＿＿＿＿＿　　＿＿＿＿　　＿＿＿＿　　＿＿＿＿
＿＿＿＿＿＿＿＿＿＿＿＿＿＿＿＿　　＿＿＿＿　　＿＿＿＿　　＿＿＿＿
＿＿＿＿＿＿＿＿＿＿＿＿＿＿＿＿　　＿＿＿＿　　＿＿＿＿　　＿＿＿＿
＿＿＿＿＿＿＿＿＿＿＿＿＿＿＿＿　　＿＿＿＿　　＿＿＿＿　　＿＿＿＿

第7章

記憶をくわしく語ってみましょう

この章の目標

- ❖ トラウマの記憶をくわしく語ることがどうして大切なのか理解します。
- ❖ トラウマの記憶をくわしく語ります。
- ❖ トラウマの記憶を整理します。
- ❖ 役に立たない考えや思い込みを区別します。

この章全体の流れ

　怖くて不安を感じるので避けてきた状況にも、あなたはすでに向き合い始めました。この章では、トラウマ体験の記憶とも向き合っていきます。何度も何度も記憶をくわしく語ることで、記憶そのものが自分を傷つけることはないということがわかってきます。自分の人生をしっかりと歩んでいけるように、トラウマの記憶にまつわる考えや感情を、治療者と一緒に整理していきましょう。

どうして記憶をくわしく語るのでしょうか

　トラウマ体験のあと、多くの人がその体験について考えるのを避けようとします。トラウマのことを思い出してしまうと不安になったり、悲しみや怒りといった別の嫌な感情がわき起こったりするからです。恐ろしい記憶が引き起こすつらさを避けるために、恐ろしい記憶を遠ざけて近づかないようにすることがあります。「それについて考えてはいけない」とか、「全部時間が解決してくれる」とか、「忘れさえすればいいんだ」などと自分自身に言い聞かせることもあるでしょう。家族や友達から、過去のことは放っておいて前に進むようにと言われたりもします。ところが、記憶を忘れようとすればするほど、恐ろしい考えや感情に悩まされつづけることになります。そしてトラウマを解決することが遠のいてしまうのです。

　トラウマの記憶をくわしく語ることの目的は、治療全体の目的と同じく、トラウマに関する記憶を思い出しても怖がったり、取り乱したりしないようになることです。その過程は、あなたがこれまでやってきた「現実生活での実験」と同じようなものです。治療者に助けてもらいながら、ふだんなら避けてしまいそうな、不安を引き起こす記憶と向き合っていきます。それをきちんと行うには、記憶に関する考えや感情、細かなことを、思い出すたびに付け加えていきながら、何度も何度も繰り返し取り組まなければいけません。「現実生活での実験」でもそうだったように、初めて記憶を語るときには自分の不安が大きくなったと感じるかもしれません。トラウマとなった出来事の記憶を初めて語るときに、苦しく感じるのは自然なことです。トラウマの記憶から逃げることなく向き合っていけば、記憶そのものがあなたを傷つけることはないとわかり、時がたつにつれ、不安が徐々に小さくなっていきます。

　トラウマ体験は、記憶という一冊の本の中に記されたお話のようなものです。あなたはその本を閉じたまま、決して読もうとしません。しかしそうしたところで、その本はひとりでに開き、突然別のページの恐ろしいことが書かれた箇所に移ってしまいます。するとあなたは、自分の意思に反して、思わずそれを"読んでしまう"ことになります。この治療の目標は、あなたがその本を始めから終わりまで何度も読んで、

第7章　記憶をくわしく語ってみましょう　　63

順番通りにページを並べられるようにすることです。そうすることで、将来あなたは好きなページを開いて読んだり、さっと目を通したりすることができるようになります。あるいは、その本を閉じたままにしておくということもできますが、それは怖いからではなく、退屈だからそうするまでのことです。

そんなことをしなくても、単に記憶を頭の外に追い出せばいいと思うかもしれません。しかし残念ながら、ほとんどの人はうまくそうすることができないのです。記憶を頭の外に追い出したままにできたことがあるか思い出してください。簡単そうに思えますが、どんなに外に押しのけようと努力したところで、記憶は再び頭の中に浮かんできて、あなたを悩ませつづけます。事実、ある考えを押しのけてみても、ほとんどの人は記憶がもとに戻ってきて、それまで以上に悩まされるようになるのです。

思考停止実験

ここで、考えないことがどれほど難しいのかを理解するための実験をしてみます。この実験やこれと同じようなことを、治療の中で治療者と行うこともあるでしょうが、何よりも自分一人でやってみるほうが効果的です。

　まずはリラックスしてください。頭に思い浮かぶことを、何でもいいので考えてみてください。欲しいものなど、何でもかまいません。ただし、小さなピンクの象のことは考えないでください。ほかのこと、たとえば何か動物のことを考えてもいいですし、もしくは何も考えなくてもかまいません。ただし、小さなピンクの象のことは考えないでください。もし小さなピンクの象についての考えや映像が頭に浮かぶときは、できるだけ追い払うようにしてください。2、3分以内に、小さなピンクの象という考えが、頭の中に残らないようにしてください。

小さなピンクの象のことを頭から押し出そうとしているとき、頭の中で何が起こっていたのか正直に振り返ってみてください。象のイメージは浮かびましたか？　象についての考えを追い払おうとするたびに、それが頭の中に忍び込んできませんでしたか？　ほとんどの人にとって、1、2分以上その考えを頭の外に出しておくことは非常に難しいことなのです。短い間であれば、あなたもきっとその考えを思い浮かべず

にいられるでしょう。しかし、そうするためにどれくらいの努力が必要でしたか？　しばらくの間は考えを追い払っておくこともできますが、その努力といったら相当なものなので、日常生活を送るのに支障をきたしてしまうことになります。

　恐ろしい記憶を押しのけようとすることは、小さなピンクの象を頭から押しのけようとするようなものです。記憶を押しのけようと一生懸命になればなるほど、その記憶に悩まされることになります。たとえもしあなたが、しばらくの間記憶を押しのけることができたとしても、その努力は相当なものなので、その他のもっと大切なことに集中できなくなってしまいます。

記憶をくわしく語ることの効果

　トラウマの記憶をくわしく語ることによって、いくつかの方法でトラウマが引き起こした症状から回復することができるようになります。具体的に見ていきましょう。

記憶を消化する

　トラウマの記憶を整理することは、「消化」にたとえられることもあります。たとえば、消化しきれないほどの、とてもたくさんの食べ物を食べているところを想像してみてください。気持ち悪くなるのではありませんか？　お腹がごろごろして、痛くなったりするかもしれません。すっきりするためには、何より食べ物を消化することです。同じように、あなたの恐ろしい感情や悪夢、取り乱してしまうような考えが起こるのも、頭の中でしっかりと消化できなかったからです。トラウマとなった出来事が起きてから、その体験や記憶を取り除くことができていません。たくさんの食べ物を食べたときと同じように、すっきりさせるためには消化する必要があります。トラウマの記憶をくわしく語り、整理することができれば、そうした記憶が消化されはじめます。あなたの生活が邪魔されることもなくなるでしょう。

トラウマと記憶を見分ける

　記憶に触れることで、あなたはトラウマそのものと、トラウマの記憶とを区別することができるようになります。つまり、たとえあなたがトラウマのことを考えたとしても、トラウマ体験が起こったのは過去のことで、今はもうその過去ではない、とい

うことがわかるようになります。トラウマ体験の最中には実際に危険が存在したので、不安や恐怖を感じるだけの理由もありました。しかし、トラウマ体験の記憶のほうは危険ではありません。トラウマを思い出している間も、恐怖を覚える必要もなければ不安に感じる必要もないのです。トラウマの記憶をくわしく語ることで、その記憶があなたに力を及ぼしたりしないということがわかるでしょう。それは単なる記憶にすぎないのです。

記憶を整理する

何度も何度も話をしていると、記憶が整理されてきます。トラウマの記憶というのは、ごちゃごちゃと混乱していることがよくあります。ある部分は忘れられたり混乱したりしているのに、別のある部分は何度も何度も語られるということがあります。こうしたことがあなたを怖がらせ、不安定にさせます。記憶にとどまってみることでトラウマのことが理解できるようになり、それほど混乱したものだとも危険なものだとも思わなくなるでしょう。こうしているうちに、いくつものことを学んでいきます。なかでもあなたがすぐにでも学べるのは、トラウマ体験について思い出したり話したりしても、危害が及ぶことはないということです。

記憶に慣れる

トラウマの記憶をくわしく語りつづけていると、不安が小さくなっていきます。不安は永遠につづくものではなく、恐怖や不安を止めるために記憶から逃げ出す必要などないということがわかってきます。トラウマを思い出せば思い出すほど、語れば語るほど、この整理はうまく進んでいきます。繰り返すことは、トラウマの記憶に慣れるためにも、不安を小さくするためにも必要なことなのです。

コントロールを取りもどす

トラウマの記憶をくわしく語っていると、不安で「バラバラ」になってしまったり、頭がおかしくなってしまったりするのではないかと心配になることもあるでしょう。自制心を失うかもしれないという恐怖を感じたとしても仕方ありません。それは自然なことです。しかし、実際にはあなたがバラバラになることも、おかしくなってしまうこともありません。トラウマの記憶をくわしく語る練習をすればするほど、自

分をコントロールしているという感覚は高められていきます。それにつれて、不安や、生活の中のその他の障害を克服するだけの力がついたと感じられるでしょう。

トラウマの記憶をくわしく語る

　記憶をくわしく語り始める前に、ストーリーをどこから始めてどこで終わるのか、治療者と決めます。準備が整ったら、始める前にストレス体温計でストレスの点数をはかるように言われます。その後、あなたは目を閉じ、ストーリーを語り始めます。起こったとおりに、始めから終わりまでです。ストーリーは、まるで現在起こっているかのように、現在形で語ります。たとえば、「私は歩いています（運転しています、座っています、など）」というような感じです。覚えているかぎり、できるだけくわしく語ってください。そのとき起こったことや、考えていたこと、感じていたことについて語っていきます。あなたの身に起きたことすべてを語るようにしてください。思い出せるかぎりすべてを語ります。とくに初めのうちは、上手に話そうと思う必要はありません。目を閉じることや現在形で話すことを忘れてしまっても、治療者が思い出させてくれます。あなたが話しているとき、治療者が数分ごとにストレス体温計の点数を確認します。そのときの不安のレベルに合った点数を答えてください。一度ストーリーを語り終えても、目は閉じたままでいてください。もしその回の治療時間が余っていたら、治療者が「最初からはじめましょう」と言います。そうしたらあなたは、再びそのストーリーの最初から語りはじめてください。記憶をくわしく語るのに慣れてきたころ、そのストーリーが進む中であなたが何を考え、何を感じているのかたずねられます。この質問によって記憶のすべての部分に触れることができ、体験したこと全体を消化できるようになっていきます。

トラウマの記憶を整理する

　トラウマの記憶をくわしく語り終えたら、その記憶に対して抱いた感情について治療者と話し合います。記憶を様々な角度から考えられるようにし、トラウマの記憶を整理していきます。また、ストレス体温計ではかったストレスの程度を、エクスポージャーを始めたときと終えたときで比較します。記憶に取り組んでいるうちに、恐怖

や悲しみによるつらさが減ってくるのがわかります。トラウマの記憶をくわしく語ることの効果が理解できると思います。はじめのうち、不安の点数が下がらなくても心配はいりません。何回かのセッションを重ねるうちに、不安が治まってきたことが実感されるようになります。

役に立たない考えと思い込み

現在の苦しみのほとんどは、トラウマとなる出来事が起こったときに考えたことによってではなく、むしろその体験を今どのように考えているのかということによって生み出されています。こうした役にも立たず、現実的でもない考えや思い込みは、罪悪感や恥ずかしさ、怒りのような否定的な感情をあおり、そのほかのPTSD症状を強めてしまいます。記憶を整理するときに、そうした現在の苦しみのもとになっている役に立たない考えや思い込みを、治療者と一緒に区別し検討します。こうした考えや思い込みにもっと気づき、必要に応じて変えられるようになることが目標です。

役に立たない考えや思い込みに気づいたときには、次のような質問をしてみるとよいでしょう。

- ❖ その考えの「確実な」証拠となるものは何ですか？
- ❖ その考えは正確ですか、大げさではないですか？
- ❖ あなたの親友があなたと同じように感じたと言ったら、何と言ってあげますか？
- ❖ その状況を別の角度から見ることはできませんか？

このように自分の考えに質問を投げかけてみることで、困難な経験をもっと役に立つ現実的な視点から見ることができるようになります。トラウマのことを考えるときに感じる苦しみも、やわらいでいくことでしょう。

家で記憶に取り組む

記憶をくわしく語るセッションが終わるたびに、その録音が渡されます。1日に1回、家で聴いてください。録音を聴くことは、大事なことです。治療で語るだけより

も、さらにたくさん記憶と向き合えるからです。家で聴くときは、最初と最後にストレスの程度をはかり、「現実生活での実験」でやったように、最も強いストレスを感じたときの点数もつけます。「記憶をくわしく語る」記録用紙に、はかった点数を記録してもかまいません。

前に進む

その後の数回の治療では、最初にやったのと同じように、記憶をくわしく語り続けます。記憶をさらに整理し、もれがないものにするために、治療者と一緒にあなたの考えや感情、細かなところを特定していきます。最も大切な考えや感情に集中できるように、語り始めるところや、語り終えるところをあなたと治療者で話し合って変えることもあります。1回か2回行えば、あなたもストーリーを語ることに慣れるでしょう。うまくいけば、ストレスの程度が下がっていくのがわかります。もしストレスの程度が下がっていないようなら、不安がやわらぐように、治療者と一緒に「記憶をくわしく語る」のやり方を調整していきます。

宿 題

☞ 家でこの章の復習をしましょう。

☞ このセッションの録音を聴きましょう。

☞ トラウマの記憶をくわしく語った録音を毎日聴きましょう。苦しさの程度を「記憶をくわしく語る」記録用紙に書きこみましょう（この用紙と同じものを、ワークブックの後ろに用意してあります。必要に応じて、この用紙をコピーして使ってください）。

☞ 宿題で練習するために、「現実生活での実験：ステップ・バイ・ステップ」記録用紙の中からいくつかの「現実生活での実験」を選びましょう。「現実生活での実験」記録用紙に、ストレス体温計の点数を記録します（この用紙と同じものを、ワークブックの後ろに用意してあります。必要に応じて、この用紙をコピーして使ってください）。

(　セッション　月　日)

記憶をくわしく語る

　記憶をくわしく語るときには、毎回その前後でストレスの程度をはかり、点数を記録してください。記憶をくわしく語っているときの最も高い点数も記録します。

日にち＆時間	前	後	最高
_____	_____	_____	_____
_____	_____	_____	_____
_____	_____	_____	_____
_____	_____	_____	_____
_____	_____	_____	_____
_____	_____	_____	_____
_____	_____	_____	_____

メモ：

第 8 章

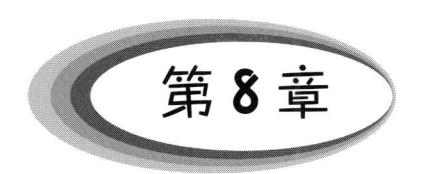

最悪の瞬間

この章の目標

❖ トラウマ体験の最も大変だったところをくわしく語ります。
❖ トラウマ体験の最も大変だったところを整理して、消化できるようにします。

この章全体の流れ

　トラウマの記憶をたやすく語れるようになってきたら、あなたが最も苦しんでいるところに集中して取り組んでいきます。トラウマ全体の記憶をくわしく語るときは始めから終わりまでというやり方でしたが、ここではその代わりに、最も難しい部分、あるいはトラウマの記憶の「最悪の瞬間」にだけ集中することにします。治療者に助けてもらいながら、そうした各瞬間についての考えや感情を整理していきましょう。

最悪の瞬間をくわしく語る

　治療者と一緒に、あなたのトラウマの記憶の中で「最悪の瞬間」を特定していきます。そうした「最悪の瞬間」を一度につき1つずつ語ります。はじめに1つ選び、そ

のほかについてはあとで取り組むことにします。この治療では、まるでクローズアップするみたいに、その記憶1つだけに集中します。起こったことをできるだけくわしく語ってください。「最悪の瞬間」の記憶の中で、そのとき語っているところでどんなことを見たり、聞いたり、感じたり、考えたりしていますか？　何回も語って「すり切れてしまった」と思えるくらいまで、そしてストレス体温計の点数が下がるまで、同じところに取り組みます。その部分が終了したら、次の部分に取りかかります。

　1回の治療につき、「最悪の瞬間」のうちの1つを6、7回ほど繰り返し語ります。トラウマの記憶全体を語ったときと同じように、目を閉じ、現在形で記憶を思い出します。考えていることや、感じている感情、感覚について、できるだけくわしく語ってください。ストレス体温計の点数をつけるために、治療者が数分おきに質問します。ストレス体温計の点数が2か3にまで下がったら、そのエクスポージャーを終了します。そのあと治療者と一緒に、語った部分に対する感情や考えの整理をはじめます。

トラウマの記憶を整理する

　トラウマ全体の記憶を整理するとき、「最悪の瞬間」に対する考えや感情について治療者と話し合います。「最悪の瞬間」ごとにストレス体温計の点数を振り返ります。宿題として、「最悪の記憶」について語った録音を聴きます。事前に、ストレス体温計の点数を記録しておきます。すべての「最悪の瞬間」が、ストレス体温計の点数で3点以下になったらこの章を終わりにします。

これからのこと

　ここまで終わったら、治療期間中に起きたことや、治療が終了したあとに起こりそうなことについて治療者と一緒に考え、話し合います。トラウマ体験からどんなことを学びましたか？　あなたの症状はどのように変化しましたか？　治療を終えるころ、あなたはどんな対処法を身につけているでしょうか？　将来のことについても考

えましょう。この先起こりそうな困難について確認します。治療を終える前に、症状を一時的に悪くする可能性のある出来事について、治療者と確認しておきます。そして、そうした「きっかけ」に対処する計画を立てるために、学んできたことを振り返ります。

宿　題

- 家でこの章の復習をしましょう。
- このセッションの録音を聴きましょう。
- 「最悪の瞬間」を語った録音を、少なくとも1日に1回は聴きましょう。「最悪の瞬間をくわしく語る」記録用紙に、ストレス体温計の点数を記録します（この用紙と同じものを、ワークブックの後ろに用意してあります。必要に応じて、この用紙をコピーして使ってください）。
- 宿題で練習するために、「現実生活での実験：ステップ・バイ・ステップ」記録用紙の中からいくつかの「現実生活での実験」を選びましょう。「現実生活での実験」記録用紙に、ストレス体温計の点数を記録します（この用紙と同じものを、ワークブックの後ろに用意してあります。必要に応じて、この用紙をコピーして使ってください）。
- この章の最後のセッションが終わったら、次の章の準備として「きっかけと対処法」記録用紙を完成させておきましょう。

(　セッション　月　日)

最悪の瞬間をくわしく語る

最悪の瞬間をくわしく語るときには、毎回その前後でストレスの程度をはかり、点数を記録してください。最悪の瞬間をくわしく語っているときの最も高い点数も記録します。

最悪の瞬間：＿＿＿＿＿＿＿＿＿＿＿＿＿＿＿＿＿＿＿＿＿＿＿＿＿＿＿＿＿＿＿

　　　　　　　　　　　　　　　　　　　前　　　　　　後　　　　　　最高

　　　　　日にち＆時間

＿＿＿＿＿＿＿＿＿＿＿＿＿＿＿＿＿　　＿＿＿＿＿　　＿＿＿＿＿　　＿＿＿＿＿
＿＿＿＿＿＿＿＿＿＿＿＿＿＿＿＿＿　　＿＿＿＿＿　　＿＿＿＿＿　　＿＿＿＿＿
＿＿＿＿＿＿＿＿＿＿＿＿＿＿＿＿＿　　＿＿＿＿＿　　＿＿＿＿＿　　＿＿＿＿＿
＿＿＿＿＿＿＿＿＿＿＿＿＿＿＿＿＿　　＿＿＿＿＿　　＿＿＿＿＿　　＿＿＿＿＿
＿＿＿＿＿＿＿＿＿＿＿＿＿＿＿＿＿　　＿＿＿＿＿　　＿＿＿＿＿　　＿＿＿＿＿
＿＿＿＿＿＿＿＿＿＿＿＿＿＿＿＿＿　　＿＿＿＿＿　　＿＿＿＿＿　　＿＿＿＿＿

最悪の瞬間：＿＿＿＿＿＿＿＿＿＿＿＿＿＿＿＿＿＿＿＿＿＿＿＿＿＿＿＿＿＿＿

　　　　　　　　　　　　　　　　　　　前　　　　　　後　　　　　　最高

　　　　　日にち＆時間

＿＿＿＿＿＿＿＿＿＿＿＿＿＿＿＿＿　　＿＿＿＿＿　　＿＿＿＿＿　　＿＿＿＿＿
＿＿＿＿＿＿＿＿＿＿＿＿＿＿＿＿＿　　＿＿＿＿＿　　＿＿＿＿＿　　＿＿＿＿＿
＿＿＿＿＿＿＿＿＿＿＿＿＿＿＿＿＿　　＿＿＿＿＿　　＿＿＿＿＿　　＿＿＿＿＿
＿＿＿＿＿＿＿＿＿＿＿＿＿＿＿＿＿　　＿＿＿＿＿　　＿＿＿＿＿　　＿＿＿＿＿
＿＿＿＿＿＿＿＿＿＿＿＿＿＿＿＿＿　　＿＿＿＿＿　　＿＿＿＿＿　　＿＿＿＿＿
＿＿＿＿＿＿＿＿＿＿＿＿＿＿＿＿＿　　＿＿＿＿＿　　＿＿＿＿＿　　＿＿＿＿＿

きっかけと対処法

将来、ストレスを 引き起こしそうな状況	ストレスのかかる状況に 対処する方法

第9章

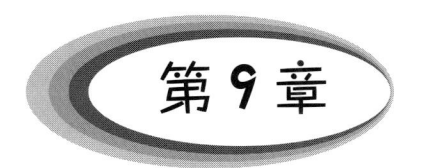

再発を防止しましょう

この章の目標

❖ 症状を引き起こすきっかけになりそうなものを確認します。
❖ 症状が再発したときの対処法をあらかじめ考えておきます。
❖ 治療で身につけた対処法をおさらいします。

この章全体の流れ

　前回の宿題で記入した「きっかけと対処法」記録用紙を、この章で時間をかけておさらいします。将来、問題が発生したときに、治療で覚えた対処法を使ってどのように対処できるのか治療者と確認します。治療を終えるための準備も整えていきましょう。

きっかけを確認する

　治療も終わりを迎えようとし、あなたの抱えていた不安や症状も治まってきました。この先あなたを苦しくさせたり、症状を悪化させたりするかもしれないことにつ

いて考える時期です。ここで治療者と一緒に、宿題の「きっかけと対処法」記録用紙の「将来、ストレスを引き起こしそうな状況」のリストに目を通し、生活のあらゆることが書かれてあるかどうか確かめましょう。以下に挙げるのは、生活の中でよくあることや、症状を引き起こすきっかけとなりうる例です。

- <u>トラウマに関わる出来事</u>：トラウマを思い出させるようなもの、トラウマと関わりのあることで、やり残していること。たとえば記念日や告別式への出席、裁判所へ行くことなど。
- <u>新たなトラウマとなる出来事</u>：自分自身や周囲の人たちにこれから起こる、トラウマとなる出来事に対処する。
- <u>健康問題</u>：健康に関する新たな問題に対処する。
- <u>学校</u>：新しい学校に通う。試験勉強をしたり、試験を受けたりする。修学旅行に参加する（旅行中、家族から離れて外泊することも含む）。きびしい先生の要求に応える。悪い成績を取る。非難を受ける。
- <u>友達付き合い</u>：いつも付き合うグループが変わる。友人関係の問題。新しい人とデートする。恋人との別れに対処する。
- <u>家庭生活</u>：親戚が亡くなる。離婚。家庭環境の変化（赤ちゃんが生まれて弟や妹が増える。兄弟や姉妹が家から独立するなど）。

この他にも何か新しく思いついたことがあれば、「きっかけと対処法」記録用紙に書き加えてください。この章にはもう1枚記録用紙を用意していますので、必要があればコピーして使ってください。

きっかけと対処法

将来、ストレスを 引き起こしそうな状況	ストレスのかかる状況に 対処する方法

対処法を考える

　次に、こうしたきっかけへの対処と克服の仕方について、治療者と話し合います。「きっかけと対処法」記録用紙の「将来、ストレスを引き起こしそうな状況」の隣に、それぞれに合った対処法を記入していきます。治療で習った対処法は将来の状況にも使えるので、ぜひ覚えておきましょう。「このような問題に直面したときに、治療ではどんなことをしただろうか」と自分に問いかけてみるのもよいでしょう。家庭や地域、学校など、あなたを助けてくれる新たな手段を利用することも忘れないでください。たとえば、あなたが新たに恐ろしい状況に遭遇したとします。そのときあなたは、親や友達に、その恐ろしい状況のことを相談したいと思うでしょう。その状況が本当に危険なものか、それとも役に立たず、現実的ではない考えを引き起こすきっかけにすぎないものなのかを、あなたの親や友達なら判断することができるでしょう。その状況が危険でないならば、「そのような恐怖とは向き合うのがよい」と治療で学んだのを思い出すはずです。そうすれば、恐怖を克服するために徐々に慣れていく計画を立てることができるでしょう。

対処法の見直し

　これから振り返るように、治療期間中にあなたはいくつかの対処法とスキルを身につけました。こうした対処法とスキルを確認し、将来問題が発生したときにどのように用いればよいのか治療者と確認します。

現実生活での実験

　現実生活での実験を繰り返し練習してきて、避けてしまうという行動を克服することができました。あなたが避けてしまっていた状況が、本当はどんなものなのかこれまでに学んできました。以前は恐ろしく、不安に思えたことをするのにも慣れました。トラウマを体験してからやめてしまっていたことに、再び取り組むこともできます。そうしたことを経て、あなたは自分に自信が持てるようになりました。

記憶をくわしく語る

向き合ったおかげで、あなたの抱えていた恐ろしい考えは弱まりました。怖がっていた記憶から逃げるのをやめると、自分が強くなったと感じ、自分の考えをもっとコントロールできると思えるようになりました。

考えなおす

自分自身や周囲の人、あるいはこの世界に対する思い込みに対して、どのように疑問を抱いたらよいのか学びました。自分の考えが現実的なものかどうかも確かめました。トラウマやほかの困った状況が、現在の自分の考え方をゆがめているときでも、あなたはしっかりとそれに気づくことができるようになりました。役に立たず、現実的でもない考え方に気づけるようになったので、そうした考え方を意味あるものに変えることもできるようになりました。

楽しいこと

気分が落ち込んでいるときに楽しいことをすると、気持ちが楽になります。楽しいと思えることをすることで、あなたの気分は実際によくなります。楽しいことに参加できないと思っても、気分がよくなるのを待っていてはいけません。そのこともあなたは学びました。

感情を共有する

信頼できる家族や友達に自分の感情を話すことで、安心感を得られました。また、そうした人たちとのつながりをこれまで以上に感じられるようになりました。信頼できる人に話をしたことは、感情を整理するうえでも役に立ちました。

リラックス呼吸法

これまで学んできたように、呼吸法は私たちの感じ方に影響を与えます。ゆっくり落ち着いた呼吸を練習することで、これまでよりもゆったりと、リラックスした気分になることができました。

まとめ

あなたは今、こうした対処法を手にしています。治療が終わってからも、この対処法を使いつづけることができます。それは自転車に乗るのと同じことです。たとえしばらくの間自転車に乗らなかったとしても、乗り方を一度覚えてしまえば決して忘れることはありません。あなたはこうしたコツと対処法を全部持っておくことができ、必要なときにはいつでも使うことができます。次に困難な状況に直面したときは、一見不可能とも思える難しい問題にこれまで何回も取り組んできたことを思い出してください。

まとめのプロジェクト

一生懸命取り組んだことを終えたときは、そのことをまとめたり祝ったりして、成しとげたことの証(あかし)となるものを手にしたいと思うものです。この「まとめのプロジェクト」は、そのためにあります。たいていは文章で書きますが、絵を描くことや、そのほかにもあなたの好きなことがあれば、そうしたスキルや特技を使ってこの「まとめのプロジェクト」を行うのもよいでしょう。あなたに合うものがあるかもしれませんので、いくつかのアイデアを紹介しておきます。

① **表紙**——自分の恐ろしい記憶について書いた本のタイトルを付けます。自分にとって意味のある絵を描くか、または印刷します。

② **私の身に起きたこと**——あなたの語った記憶すべてを書き出すか、パソコンで入力して印刷します。

③ **トラウマのあとで**——トラウマ体験のあと、自分にとって変化したことを書きます。たとえばPTSDの症状、自分の感情や考え、家族の変化などについてです。この作業を意味あるものにするために、以前と比べて今どのように感じているのかについて書いた文章を、少なくとも1段落は入れるようにしてください。

④ **治療で学んだこと**——「リラックス呼吸法」「現実生活での実験」「記憶をくわしく語る」など、治療で覚えた主なテクニックについて書きます。どうしてそうしたテクニックを使ったのか、この先どのように使えるのかなどということ

についても書きます。
⑤ **加害者への手紙**——実際に送ることはありませんが、もしあなたのトラウマ体験の加害者にあたる人がいれば、その人に宛てて手紙を書きます。あなたが今、その出来事のことをどんなふうに感じているのかについて書きます。
⑥ **これからの10年**——これからの10年で、あなたがやっていたいことについてくわしく書きます。
⑦ **私について：10のよいこと**——自分についてのよい点を10個書きます。
⑧ **自分のケアをする**——将来起こりうる問題に備えて、取り乱してしまいそうなことや、それに対する問題の解決策を確認します。
⑨ **私と世界のための3つの願いとそれを叶える方法**——やりたいことを3つ見つけ、それを実現するための計画を立てます。

「まとめのプロジェクト」をどれか1つでもやってみたいと思ったら、治療者に相談してみてください。新たによいアイデアをくれたり、何をしたらよいか提案したりしてくれるでしょう。

治療の終了をお祝いするために、あなたの親や大切な人と「まとめのプロジェクト」を一緒に行ったり、治療の最終回に参加してもらったりして、達成感を共有したいと思うこともあるでしょう。もし治療の最終回に誰かを招待したいと思ったときは、忘れずに治療者に相談してください。それから、そうした人たちは、必ず前もって招待するようにしてください。

宿　題

- ☞ 家でこの章の復習をしましょう。
- ☞ このセッションの録音を聴きましょう。
- ☞ 治療の最終回で必要な計画があれば、作成しておきます。
- ☞ 「現実生活での実験：ステップ・バイ・ステップ」記録用紙の中でまだ残っているものがあれば、「現実生活での実験」を続けましょう。「現実生活での実験」記録用紙に、ストレス体温計の点数を記録します（この用紙と同じものが、ワークブックの後ろにあります。必要に応じて、この用紙をコピーして使ってください）。

第10章

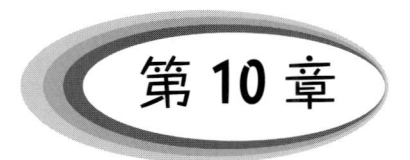

治療を締めくくりましょう

この章の目標

❖ 記憶をくわしく語ります。
❖ ここまでの道のりを振り返り、引きつづき取り組む必要のあることを確認します。
❖ 治療を締めくくり、治療を終えたことをお祝いします。

この章全体の流れ

　いよいよ最後の章です。このセッションではまず、記憶をくわしく語り、それに対してどのように感じるのか話し合います。それを終えたら残りの時間で治療の締めくくりをします。何が役に立って、何がそれほど役に立たなかったか。自分にとって物事はどのように変化したか。治療が終わったあとも引きつづき取り組むべきことは何か、というようなことを治療者と確認します。これから先、トラウマを体験したときの感情や不安が、再び浮かび上がってきて悩まされたり、新たな問題に直面したりすることもあるかもしれません。そんなときに治療で覚えたスキルをどうやって使ったらよいか、ということについてもお話しします。これで治療を終えるわけですから、

あなたが自分だけで前に進んでいくことに対して感じていることがあれば、何でもかまいませんので、最後に治療者としっかり話し合ってください。治療の最終回は、これまでの大変な取り組みすべてを振り返り、お祝いする時間でもあります。自分の成し遂げたことを誰かと分かち合うために時間を使ってもかまいませんし、あるいは治療者と二人だけで認め合うのもよいでしょう。いずれにせよ、あなたはお祝いするだけのことを成し遂げたのです。

最後に記憶をくわしく語る

治療の最終回ではもう一度、記憶を全体的にくわしく語っていきます。すでに「最悪の瞬間」を完了していますが、トラウマ体験の記憶を今どんなふうに感じるのか確かめるために、記憶全体に立ち戻ることが大切です。これまでの治療で行ったように、ここでも治療者と一緒に記憶を整理していきます。しかし今回は、治療を開始した時期と比べて、記憶を語るという体験が自分にとってどのように変化したかという点に注目します。いちばんはじめに記憶を語ったときと比べて、ストレス体温計の点数にはどのような変化がありましたか？　あなたの感情は変化しましたか？　トラウマの記憶自体に何か変化はありましたか？　治療の前と比べて、トラウマの記憶のとらえ方は変わりましたか？　自分自身に対する感じ方は違いますか？

治療の進展を振り返る

数週間もの時間をかけ、治療で身につけたスキルを使いながら、あなたは恐れに立ち向かってきました。毎週ストレス体温計で不安の点数をはかり、症状の変化について治療者と話し合いながら、各セッションの進み具合を確かめてきました。治療の外に目を向けても、あなたが参加できる活動は変わり、生活の中で楽しめることも徐々に広がってきたのではないでしょうか。このセッションでは最初のセッションにまで戻って、あなたがどれほど回復したか、治療者と一緒に振り返ります。週ごとに話していたときには気づかなかったような変化を発見することもあるでしょう。あるいは、まだ改善の余地のあるものが見つかるかもしれません。こうした変化についてどのように感じますか？　こうした変化は、あなたの将来にどのような意味を持つと思

第10章 治療を締めくくりましょう 87

いますか？　あなたにとって、まだ学ばなければいけないことはありますか？　そうやって治療を振り返りながら、この治療でやったこと（「記憶をくわしく語る」、リラックス呼吸法、記憶の整理、録音を家で聴くことなど）の中で、あなたの役に立ったこと、役に立たなかったことについても考えてみましょう。

　回復の過程を振り返るときは、これまでに作成した「現実生活での実験：ステップ・バイ・ステップ」記録用紙を使います。治療者がリストに記入された活動を読み上げますので、あなたはその活動を今その場で行っているつもりになって想像してください。治療者が活動ごとにストレス体温計の点数をたずねます。リストにあるすべての活動に点数をつけたあと、最初の治療でつけた点数と最終的な点数とを比べ、ストレスを感じている度合いがどれくらい変わったのかを確かめます。自分がどれだけよくなったかを見れば、あなたは驚くほどうれしくなるかもしれませんね。ほとんどの人は、不安を感じる程度が大きく下がります。現実の生活でこれがどんな意味を持つと思いますか？　やりたいことや、やらなければいけないことをもっと簡単にできるようになりますか？　どうしてこうなったと思いますか？　自分自身について何を学びましたか？　恐怖と向き合う力については何を学びましたか？

　活動リストをさらにしっかりと見ていきましょう。ほかと比べて、点数が大きく下がった項目はありましたか？　どうしてそうなったと思いますか？　多くの人が、たくさん練習した項目の点数は大きく下がると感じています。一方で、あまり練習をしなかった項目は、点数が高いままです。リストに記入したことで、あなたがまだ避けていることはありますか？　時間がなくなってしまって取りかかれなかった活動はありましたか？　治療を終えるからといって、「現実生活での実験」をやめる必要はありません。実際には、まったく逆です。リストの中でまだ取りかかっていない項目があれば、「現実生活での実験」は続けてください。残りの項目にも取り組めるよう、治療者が一緒に計画を考えてくれるでしょう。「現実生活での実験：ステップ・バイ・ステップ」記録用紙のコピーが必要になるかもしれません。用紙はこの章の後ろに用意してありますので、必要があればコピーして使ってください。

　「現実生活での実験」を続けたり、治療で覚えたスキルを使ったりしていると、ほ

かにも役に立つことがあります。治療が終わるころには、多くの人が気持ちが楽になったと感じるようになりますが、再び物事を避けたり、つまらないことを考えたり、元の習慣にたやすく戻ってしまうのではないかという不安も抱えています。しかし、それも1つの練習だと考えれば、非常に意味があります。がんばって治療を終えたすぐあとに、元の習慣に戻ってしまう人がこれまでに何人もいました。しかし、練習して習慣を身につければ、以前のやり方に戻らないようになれるのです。正しい習慣を身につければ、今よりもっと気持ちを楽にすることもできます。この治療についての研究によると、治療を終えるときには、多くの人が気持ちが楽になったと感じています。そう答えた人のほとんどが、そのあと何の治療も受けないのに、6カ月後にはさらに気持ちが楽になると答えているのです。人々がこういうふうに感じるのは、毎日のストレスへの対処法が変化したことによると考えられます。つまり、恐ろしいことや慣れていないこと、つらい経験など、これまでは避けていた体験にも、向き合って乗り越えられるようになったということです。

　あなたが経験した治療の全体について、治療者から意見や感想をたずねられることもあるでしょう。あなたが今終えたような治療をさらに改善していくために、あなたの意見や感想はとても大切なものです。ですから、治療の中で何か役に立ったと思えることがあれば、すべて治療者に教えてください。また、もしあまり役に立たないと思ったことや、改善したほうがよいと思えるようなことがあった場合も、ぜひ治療者に伝えてください。

治療を終えることに対する感情

　ついに治療が終わり、ほっとしているでしょうか？　それともわくわくしているでしょうか？　ひょっとすると悲しいと感じたり、「一人で対処していく」ことに不安を感じたりしているかもしれませんね。しかし、それも自然なことです。治療を終えるときには、こうしたすべての感情が自然とわき起こってくるものなのです。あなたは、自分の胸にだけ秘めていた経験や、とてもつらかった体験を治療者に話してきましたが、そのためには治療者に対して非常に大きな信頼を寄せることが必要でした。トラウマとなった出来事を体験した多くの人にとって、治療者を信頼できるようにな

ることは、治療の中でも最も難しいことのひとつなのです。この治療で築かれたあなたと治療者との関係も、今や終わりを迎えようとしています。この先自分の体験を話せる別の誰かが見つかるだろうか、とあなたが考えたとしても無理はありません。こうした感情にも、これまでの他のつらい感情に対して向き合ってきたのと同じやり方で向き合ってください。ここでも治療者は力になってくれるでしょう。ほっとしていようと、悲しんでいようと、あるいは他の気持ちになっていようと、重要なのは治療を終えるときに感じる自分の感情を治療者に話すことです。お別れする時間をしっかり持たなければなりません。治療者に信頼を置き、自分のことすべてを話すときには、こうしたことについても知っておいてください。治療から離れることが大変だったとしても、そうした感情を大切にしてください。もちろん、ほっとしたり、わくわくしたりするとしても、その感情を大切にしてください。この治療では、どんな感情であっても、あなたの中に感情の納まる場所を作ることの大切さを学びました。自分の感情と向き合い、整理し、対処できるということを確認することが大切なのです。

治療の終了

　おめでとうございます。治療プログラムは最後まで終わりました。あなたはこのきびしい治療をやり遂げたのです。PTSDの症状を乗り越えるために費やしてきた、あなたの努力や時間も本当に素晴らしいものです。あなたはもう完全に回復したと感じているでしょうか。それともPTSDの症状が完全になくなっているわけではなく、ある部分についてはもう少し取り組まなければいけないと思っているでしょうか。いずれにせよ、治療で覚えたことはこれからもぜひ使ってほしいと思います。これから先、どんなつらい体験や感情におそわれたときにも、あなたは覚えたスキルを使うことができるのです。そのことは忘れないでください。

　恐怖に向き合うために、新しいスキルを一生懸命覚えました。覚えた新しいスキルを、これからもずっと使うことができます。しかし、スキルをひと通り使えるようになったこと以上に、恐怖や不安に対して新しい考え方ができるようになってほしいと思います。できれば、もう二度とあなたにはトラウマとなるような出来事を経験してほしくはありません。しかし、おそらくこれから先、何度かつらい経験（ときにそれ

は、恐怖を感じさせるようなものかもしれません）をすることもあるでしょう。新しく、不慣れで、嫌なことはつらく感じるものだからです。こうしたつらい出来事にあっても、あなたはそうした出来事に対して役に立つような考え方ができますし、自分の感情をコントロールするためのスキルも身につけています。

　向き合うことで恐怖は乗り越えられます。ぜひこの考え方を自分のものにしてください。それとは反対に、避けてしまえば、恐怖から逃れられなくなり、あなたの望む人生を生きる自由が奪われてしまいます。トラウマが引き起こした不安や恐怖がそうだったように、毎日感じる不安や恐怖についても同じです。

　自分の成し遂げたことを誇りに思ってください。人生の困難に立ち向かい、あなたの望む人生を生きるために、どうかこの治療で覚えたことをこれからも使いつづけてください。

(　セッション　　月　　日)

現実生活での実験：ステップ・バイ・ステップ

これまであなたが避けてきた状況を書き出してみましょう。そのあと、ストレス体温計を使って各状況の点数をはかってください。治療を終えるとき、最後にもう一度それぞれの状況の点数をはかります。

現実生活での実験	最初の点数	最後の点数
_____	_____	_____
_____	_____	_____
_____	_____	_____
_____	_____	_____
_____	_____	_____
_____	_____	_____
_____	_____	_____
_____	_____	_____
_____	_____	_____
_____	_____	_____
_____	_____	_____
_____	_____	_____
_____	_____	_____

(　　セッション　　月　　日)

現実生活での実験

現実生活での実験の前と後に、ストレスの点数を記入してください。また、実験中に体験した最も強いストレスの点数も書いてください。

注意：30〜45分間、もしくはストレスの点数が半分になるまでその状況にとどまってください。

状況：＿＿＿＿＿＿＿＿＿＿＿＿＿＿＿＿＿＿＿＿＿＿＿＿＿＿＿＿＿＿＿

　　　　　　　　　　　　　　　　　　　前　　　　後　　　　最高

日にち＆時間

＿＿＿＿＿＿＿＿＿＿＿＿＿＿＿＿＿　　＿＿＿＿　＿＿＿＿　＿＿＿＿
＿＿＿＿＿＿＿＿＿＿＿＿＿＿＿＿＿　　＿＿＿＿　＿＿＿＿　＿＿＿＿
＿＿＿＿＿＿＿＿＿＿＿＿＿＿＿＿＿　　＿＿＿＿　＿＿＿＿　＿＿＿＿
＿＿＿＿＿＿＿＿＿＿＿＿＿＿＿＿＿　　＿＿＿＿　＿＿＿＿　＿＿＿＿
＿＿＿＿＿＿＿＿＿＿＿＿＿＿＿＿＿　　＿＿＿＿　＿＿＿＿　＿＿＿＿
＿＿＿＿＿＿＿＿＿＿＿＿＿＿＿＿＿　　＿＿＿＿　＿＿＿＿　＿＿＿＿

状況：＿＿＿＿＿＿＿＿＿＿＿＿＿＿＿＿＿＿＿＿＿＿＿＿＿＿＿＿＿＿＿

　　　　　　　　　　　　　　　　　　　前　　　　後　　　　最高

日にち＆時間

＿＿＿＿＿＿＿＿＿＿＿＿＿＿＿＿＿　　＿＿＿＿　＿＿＿＿　＿＿＿＿
＿＿＿＿＿＿＿＿＿＿＿＿＿＿＿＿＿　　＿＿＿＿　＿＿＿＿　＿＿＿＿
＿＿＿＿＿＿＿＿＿＿＿＿＿＿＿＿＿　　＿＿＿＿　＿＿＿＿　＿＿＿＿
＿＿＿＿＿＿＿＿＿＿＿＿＿＿＿＿＿　　＿＿＿＿　＿＿＿＿　＿＿＿＿
＿＿＿＿＿＿＿＿＿＿＿＿＿＿＿＿＿　　＿＿＿＿　＿＿＿＿　＿＿＿＿
＿＿＿＿＿＿＿＿＿＿＿＿＿＿＿＿＿　　＿＿＿＿　＿＿＿＿　＿＿＿＿

(　　セッション　　月　　日)

現実生活での実験

現実生活での実験の前と後に、ストレスの点数を記入してください。また、実験中に体験した最も強いストレスの点数も書いてください。

注意：30〜45分間、もしくはストレスの点数が半分になるまでその状況にとどまってください。

状況：＿＿＿＿＿＿＿＿＿＿＿＿＿＿＿＿＿＿＿＿＿＿＿＿＿＿＿＿＿＿＿＿＿＿＿＿＿＿

　　　　　　　　　　　　　　　　　　　　前　　　　　後　　　　　最高

　　　　　　　　日にち＆時間

＿＿＿＿＿＿＿＿＿＿＿＿＿＿＿＿＿＿　＿＿＿＿　＿＿＿＿　＿＿＿＿
＿＿＿＿＿＿＿＿＿＿＿＿＿＿＿＿＿＿　＿＿＿＿　＿＿＿＿　＿＿＿＿
＿＿＿＿＿＿＿＿＿＿＿＿＿＿＿＿＿＿　＿＿＿＿　＿＿＿＿　＿＿＿＿
＿＿＿＿＿＿＿＿＿＿＿＿＿＿＿＿＿＿　＿＿＿＿　＿＿＿＿　＿＿＿＿
＿＿＿＿＿＿＿＿＿＿＿＿＿＿＿＿＿＿　＿＿＿＿　＿＿＿＿　＿＿＿＿
＿＿＿＿＿＿＿＿＿＿＿＿＿＿＿＿＿＿　＿＿＿＿　＿＿＿＿　＿＿＿＿

状況：＿＿＿＿＿＿＿＿＿＿＿＿＿＿＿＿＿＿＿＿＿＿＿＿＿＿＿＿＿＿＿＿＿＿＿＿＿＿

　　　　　　　　　　　　　　　　　　　　前　　　　　後　　　　　最高

　　　　　　　　日にち＆時間

＿＿＿＿＿＿＿＿＿＿＿＿＿＿＿＿＿＿　＿＿＿＿　＿＿＿＿　＿＿＿＿
＿＿＿＿＿＿＿＿＿＿＿＿＿＿＿＿＿＿　＿＿＿＿　＿＿＿＿　＿＿＿＿
＿＿＿＿＿＿＿＿＿＿＿＿＿＿＿＿＿＿　＿＿＿＿　＿＿＿＿　＿＿＿＿
＿＿＿＿＿＿＿＿＿＿＿＿＿＿＿＿＿＿　＿＿＿＿　＿＿＿＿　＿＿＿＿
＿＿＿＿＿＿＿＿＿＿＿＿＿＿＿＿＿＿　＿＿＿＿　＿＿＿＿　＿＿＿＿
＿＿＿＿＿＿＿＿＿＿＿＿＿＿＿＿＿＿　＿＿＿＿　＿＿＿＿　＿＿＿＿

(　セッション　月　日)

現実生活での実験

現実生活での実験の前と後に、ストレスの点数を記入してください。また、実験中に体験した最も強いストレスの点数も書いてください。

注意：30～45分間、もしくはストレスの点数が半分になるまでその状況にとどまってください。

状況：＿＿＿＿＿＿＿＿＿＿＿＿＿＿＿＿＿＿＿＿＿＿＿＿＿＿＿＿

　　　　　　　　　　　　　　　　　前　　　　　後　　　　　最高

　　　　　日にち＆時間

＿＿＿＿＿＿＿＿＿＿＿＿＿＿＿　＿＿＿＿　＿＿＿＿　＿＿＿＿
＿＿＿＿＿＿＿＿＿＿＿＿＿＿＿　＿＿＿＿　＿＿＿＿　＿＿＿＿
＿＿＿＿＿＿＿＿＿＿＿＿＿＿＿　＿＿＿＿　＿＿＿＿　＿＿＿＿
＿＿＿＿＿＿＿＿＿＿＿＿＿＿＿　＿＿＿＿　＿＿＿＿　＿＿＿＿
＿＿＿＿＿＿＿＿＿＿＿＿＿＿＿　＿＿＿＿　＿＿＿＿　＿＿＿＿
＿＿＿＿＿＿＿＿＿＿＿＿＿＿＿　＿＿＿＿　＿＿＿＿　＿＿＿＿

状況：＿＿＿＿＿＿＿＿＿＿＿＿＿＿＿＿＿＿＿＿＿＿＿＿＿＿＿＿

　　　　　　　　　　　　　　　　　前　　　　　後　　　　　最高

　　　　　日にち＆時間

＿＿＿＿＿＿＿＿＿＿＿＿＿＿＿　＿＿＿＿　＿＿＿＿　＿＿＿＿
＿＿＿＿＿＿＿＿＿＿＿＿＿＿＿　＿＿＿＿　＿＿＿＿　＿＿＿＿
＿＿＿＿＿＿＿＿＿＿＿＿＿＿＿　＿＿＿＿　＿＿＿＿　＿＿＿＿
＿＿＿＿＿＿＿＿＿＿＿＿＿＿＿　＿＿＿＿　＿＿＿＿　＿＿＿＿
＿＿＿＿＿＿＿＿＿＿＿＿＿＿＿　＿＿＿＿　＿＿＿＿　＿＿＿＿
＿＿＿＿＿＿＿＿＿＿＿＿＿＿＿　＿＿＿＿　＿＿＿＿　＿＿＿＿

(　セッション　月　日)

記憶をくわしく語る

　記憶をくわしく語るときには、毎回その前後でストレスの程度をはかり、点数を記録してください。記憶をくわしく語っているときの最も高い点数も記録します。

日にち＆時間	前	後	最高
_____	_____	_____	_____
_____	_____	_____	_____
_____	_____	_____	_____
_____	_____	_____	_____
_____	_____	_____	_____
_____	_____	_____	_____
_____	_____	_____	_____

メモ：

(　セッション　　月　　日)

現実生活での実験

現実生活での実験の前と後に、ストレスの点数を記入してください。また、実験中に体験した最も強いストレスの点数も書いてください。

注意：30～45分間、もしくはストレスの点数が半分になるまでその状況にとどまってください。

状況：_____

　　　　　　　　　　　　　　　　　前　　　　　後　　　　　最高
　　　　　日にち＆時間

_____　　_____　_____　_____
_____　　_____　_____　_____
_____　　_____　_____　_____
_____　　_____　_____　_____
_____　　_____　_____　_____
_____　　_____　_____　_____

状況：_____

　　　　　　　　　　　　　　　　　前　　　　　後　　　　　最高
　　　　　日にち＆時間

_____　　_____　_____　_____
_____　　_____　_____　_____
_____　　_____　_____　_____
_____　　_____　_____　_____
_____　　_____　_____　_____
_____　　_____　_____　_____

(　　セッション　　月　　日）

記憶をくわしく語る

　記憶をくわしく語るときには、毎回その前後でストレスの程度をはかり、点数を記録してください。記憶をくわしく語っているときの最も高い点数も記録します。

	前	後	最高
日にち＆時間			
_____	_____	_____	_____
_____	_____	_____	_____
_____	_____	_____	_____
_____	_____	_____	_____
_____	_____	_____	_____
_____	_____	_____	_____
_____	_____	_____	_____

メモ：

(　　セッション　　月　　日)

現実生活での実験

現実生活での実験の前と後に、ストレスの点数を記入してください。また、実験中に体験した最も強いストレスの点数も書いてください。

注意：30～45分間、もしくはストレスの点数が半分になるまでその状況にとどまってください。

状況：＿＿＿＿＿＿＿＿＿＿＿＿＿＿＿＿＿＿＿＿＿＿＿＿＿＿＿＿＿＿＿＿＿＿

	前	後	最高
日にち＆時間			
＿＿＿＿＿＿＿＿＿＿＿＿＿＿＿＿	＿＿＿＿＿	＿＿＿＿＿	＿＿＿＿＿
＿＿＿＿＿＿＿＿＿＿＿＿＿＿＿＿	＿＿＿＿＿	＿＿＿＿＿	＿＿＿＿＿
＿＿＿＿＿＿＿＿＿＿＿＿＿＿＿＿	＿＿＿＿＿	＿＿＿＿＿	＿＿＿＿＿
＿＿＿＿＿＿＿＿＿＿＿＿＿＿＿＿	＿＿＿＿＿	＿＿＿＿＿	＿＿＿＿＿
＿＿＿＿＿＿＿＿＿＿＿＿＿＿＿＿	＿＿＿＿＿	＿＿＿＿＿	＿＿＿＿＿

状況：＿＿＿＿＿＿＿＿＿＿＿＿＿＿＿＿＿＿＿＿＿＿＿＿＿＿＿＿＿＿＿＿＿＿

	前	後	最高
日にち＆時間			
＿＿＿＿＿＿＿＿＿＿＿＿＿＿＿＿	＿＿＿＿＿	＿＿＿＿＿	＿＿＿＿＿
＿＿＿＿＿＿＿＿＿＿＿＿＿＿＿＿	＿＿＿＿＿	＿＿＿＿＿	＿＿＿＿＿
＿＿＿＿＿＿＿＿＿＿＿＿＿＿＿＿	＿＿＿＿＿	＿＿＿＿＿	＿＿＿＿＿
＿＿＿＿＿＿＿＿＿＿＿＿＿＿＿＿	＿＿＿＿＿	＿＿＿＿＿	＿＿＿＿＿
＿＿＿＿＿＿＿＿＿＿＿＿＿＿＿＿	＿＿＿＿＿	＿＿＿＿＿	＿＿＿＿＿

(　　セッション　　月　　日)

記憶をくわしく語る

　記憶をくわしく語るときには、毎回その前後でストレスの程度をはかり、点数を記録してください。記憶をくわしく語っているときの最も高い点数も記録します。

日にち＆時間	前	後	最高
＿＿＿＿＿＿＿＿＿＿	＿＿＿＿	＿＿＿＿	＿＿＿＿
＿＿＿＿＿＿＿＿＿＿	＿＿＿＿	＿＿＿＿	＿＿＿＿
＿＿＿＿＿＿＿＿＿＿	＿＿＿＿	＿＿＿＿	＿＿＿＿
＿＿＿＿＿＿＿＿＿＿	＿＿＿＿	＿＿＿＿	＿＿＿＿
＿＿＿＿＿＿＿＿＿＿	＿＿＿＿	＿＿＿＿	＿＿＿＿
＿＿＿＿＿＿＿＿＿＿	＿＿＿＿	＿＿＿＿	＿＿＿＿
＿＿＿＿＿＿＿＿＿＿	＿＿＿＿	＿＿＿＿	＿＿＿＿

メモ：

(　セッション　　月　　日)

現実生活での実験

現実生活での実験の前と後に、ストレスの点数を記入してください。また、実験中に体験した最も強いストレスの点数も書いてください。

注意：30～45分間、もしくはストレスの点数が半分になるまでその状況にとどまってください。

状況：＿＿＿＿＿＿＿＿＿＿＿＿＿＿＿＿＿＿＿＿＿＿＿＿＿＿＿＿＿＿＿＿＿

　　　　　　　　　　　　　　　　　　前　　　　　後　　　　　最高
　　　　　　　日にち＆時間

＿＿＿＿＿＿＿＿＿＿＿＿＿＿＿＿　＿＿＿＿　＿＿＿＿　＿＿＿＿
＿＿＿＿＿＿＿＿＿＿＿＿＿＿＿＿　＿＿＿＿　＿＿＿＿　＿＿＿＿
＿＿＿＿＿＿＿＿＿＿＿＿＿＿＿＿　＿＿＿＿　＿＿＿＿　＿＿＿＿
＿＿＿＿＿＿＿＿＿＿＿＿＿＿＿＿　＿＿＿＿　＿＿＿＿　＿＿＿＿
＿＿＿＿＿＿＿＿＿＿＿＿＿＿＿＿　＿＿＿＿　＿＿＿＿　＿＿＿＿
＿＿＿＿＿＿＿＿＿＿＿＿＿＿＿＿　＿＿＿＿　＿＿＿＿　＿＿＿＿

状況：＿＿＿＿＿＿＿＿＿＿＿＿＿＿＿＿＿＿＿＿＿＿＿＿＿＿＿＿＿＿＿＿＿

　　　　　　　　　　　　　　　　　　前　　　　　後　　　　　最高
　　　　　　　日にち＆時間

＿＿＿＿＿＿＿＿＿＿＿＿＿＿＿＿　＿＿＿＿　＿＿＿＿　＿＿＿＿
＿＿＿＿＿＿＿＿＿＿＿＿＿＿＿＿　＿＿＿＿　＿＿＿＿　＿＿＿＿
＿＿＿＿＿＿＿＿＿＿＿＿＿＿＿＿　＿＿＿＿　＿＿＿＿　＿＿＿＿
＿＿＿＿＿＿＿＿＿＿＿＿＿＿＿＿　＿＿＿＿　＿＿＿＿　＿＿＿＿
＿＿＿＿＿＿＿＿＿＿＿＿＿＿＿＿　＿＿＿＿　＿＿＿＿　＿＿＿＿
＿＿＿＿＿＿＿＿＿＿＿＿＿＿＿＿　＿＿＿＿　＿＿＿＿　＿＿＿＿

(　　セッション　　月　　日)

記憶をくわしく語る

　記憶をくわしく語るときには、毎回その前後でストレスの程度をはかり、点数を記録してください。記憶をくわしく語っているときの最も高い点数も記録します。

　　　　　　　　　　　　　　　　　　　　前　　　　　後　　　　　最高

日にち＆時間

_____　　_____　　_____　　_____

_____　　_____　　_____　　_____

_____　　_____　　_____　　_____

_____　　_____　　_____　　_____

_____　　_____　　_____　　_____

_____　　_____　　_____　　_____

_____　　_____　　_____　　_____

メモ：

(　　セッション　　月　　日)

現実生活での実験

現実生活での実験の前と後に、ストレスの点数を記入してください。また、実験中に体験した最も強いストレスの点数も書いてください。

注意：30〜45分間、もしくはストレスの点数が半分になるまでその状況にとどまってください。

状況：＿＿＿＿＿＿＿＿＿＿＿＿＿＿＿＿＿＿＿＿＿＿＿＿＿＿＿＿＿＿＿＿

　　　　　　　　　　　　　　　　　　　前　　　　　後　　　　　最高
　　　　　　日にち&時間

＿＿＿＿＿＿＿＿＿＿＿＿＿＿＿＿　＿＿＿＿　＿＿＿＿　＿＿＿＿
＿＿＿＿＿＿＿＿＿＿＿＿＿＿＿＿　＿＿＿＿　＿＿＿＿　＿＿＿＿
＿＿＿＿＿＿＿＿＿＿＿＿＿＿＿＿　＿＿＿＿　＿＿＿＿　＿＿＿＿
＿＿＿＿＿＿＿＿＿＿＿＿＿＿＿＿　＿＿＿＿　＿＿＿＿　＿＿＿＿
＿＿＿＿＿＿＿＿＿＿＿＿＿＿＿＿　＿＿＿＿　＿＿＿＿　＿＿＿＿
＿＿＿＿＿＿＿＿＿＿＿＿＿＿＿＿　＿＿＿＿　＿＿＿＿　＿＿＿＿

状況：＿＿＿＿＿＿＿＿＿＿＿＿＿＿＿＿＿＿＿＿＿＿＿＿＿＿＿＿＿＿＿＿

　　　　　　　　　　　　　　　　　　　前　　　　　後　　　　　最高
　　　　　　日にち&時間

＿＿＿＿＿＿＿＿＿＿＿＿＿＿＿＿　＿＿＿＿　＿＿＿＿　＿＿＿＿
＿＿＿＿＿＿＿＿＿＿＿＿＿＿＿＿　＿＿＿＿　＿＿＿＿　＿＿＿＿
＿＿＿＿＿＿＿＿＿＿＿＿＿＿＿＿　＿＿＿＿　＿＿＿＿　＿＿＿＿
＿＿＿＿＿＿＿＿＿＿＿＿＿＿＿＿　＿＿＿＿　＿＿＿＿　＿＿＿＿
＿＿＿＿＿＿＿＿＿＿＿＿＿＿＿＿　＿＿＿＿　＿＿＿＿　＿＿＿＿
＿＿＿＿＿＿＿＿＿＿＿＿＿＿＿＿　＿＿＿＿　＿＿＿＿　＿＿＿＿

(　セッション　　月　　日)

記憶をくわしく語る

　記憶をくわしく語るときには、毎回その前後でストレスの程度をはかり、点数を記録してください。記憶をくわしく語っているときの最も高い点数も記録します。

日にち＆時間	前	後	最高
_____	_____	_____	_____
_____	_____	_____	_____
_____	_____	_____	_____
_____	_____	_____	_____
_____	_____	_____	_____
_____	_____	_____	_____
_____	_____	_____	_____

メモ：

(　セッション　　月　　日)

現実生活での実験

現実生活での実験の前と後に、ストレスの点数を記入してください。また、実験中に体験した最も強いストレスの点数も書いてください。

注意：30～45分間、もしくはストレスの点数が半分になるまでその状況にとどまってください。

状況：＿＿＿＿＿＿＿＿＿＿＿＿＿＿＿＿＿＿＿＿＿＿＿＿＿＿＿＿＿＿＿＿＿＿

日にち＆時間	前	後	最高
＿＿＿＿＿＿＿＿＿＿＿＿	＿＿＿＿	＿＿＿＿	＿＿＿＿
＿＿＿＿＿＿＿＿＿＿＿＿	＿＿＿＿	＿＿＿＿	＿＿＿＿
＿＿＿＿＿＿＿＿＿＿＿＿	＿＿＿＿	＿＿＿＿	＿＿＿＿
＿＿＿＿＿＿＿＿＿＿＿＿	＿＿＿＿	＿＿＿＿	＿＿＿＿
＿＿＿＿＿＿＿＿＿＿＿＿	＿＿＿＿	＿＿＿＿	＿＿＿＿
＿＿＿＿＿＿＿＿＿＿＿＿	＿＿＿＿	＿＿＿＿	＿＿＿＿

状況：＿＿＿＿＿＿＿＿＿＿＿＿＿＿＿＿＿＿＿＿＿＿＿＿＿＿＿＿＿＿＿＿＿＿

日にち＆時間	前	後	最高
＿＿＿＿＿＿＿＿＿＿＿＿	＿＿＿＿	＿＿＿＿	＿＿＿＿
＿＿＿＿＿＿＿＿＿＿＿＿	＿＿＿＿	＿＿＿＿	＿＿＿＿
＿＿＿＿＿＿＿＿＿＿＿＿	＿＿＿＿	＿＿＿＿	＿＿＿＿
＿＿＿＿＿＿＿＿＿＿＿＿	＿＿＿＿	＿＿＿＿	＿＿＿＿
＿＿＿＿＿＿＿＿＿＿＿＿	＿＿＿＿	＿＿＿＿	＿＿＿＿
＿＿＿＿＿＿＿＿＿＿＿＿	＿＿＿＿	＿＿＿＿	＿＿＿＿

(　　セッション　　月　　日)

最悪の瞬間をくわしく語る

最悪の瞬間をくわしく語るときには、毎回その前後でストレスの程度をはかり、点数を記録してください。最悪の瞬間をくわしく語っているときの最も高い点数も記録します。

最悪の瞬間：＿＿＿＿＿＿＿＿＿＿＿＿＿＿＿＿＿＿＿＿＿＿＿＿＿＿＿＿＿＿

　　　　　　　　　　　　　　　　　前　　　　　後　　　　　最高

日にち＆時間

＿＿＿＿＿＿＿＿＿＿＿＿＿　　＿＿＿＿＿　＿＿＿＿＿　＿＿＿＿＿
＿＿＿＿＿＿＿＿＿＿＿＿＿　　＿＿＿＿＿　＿＿＿＿＿　＿＿＿＿＿
＿＿＿＿＿＿＿＿＿＿＿＿＿　　＿＿＿＿＿　＿＿＿＿＿　＿＿＿＿＿
＿＿＿＿＿＿＿＿＿＿＿＿＿　　＿＿＿＿＿　＿＿＿＿＿　＿＿＿＿＿
＿＿＿＿＿＿＿＿＿＿＿＿＿　　＿＿＿＿＿　＿＿＿＿＿　＿＿＿＿＿
＿＿＿＿＿＿＿＿＿＿＿＿＿　　＿＿＿＿＿　＿＿＿＿＿　＿＿＿＿＿

最悪の瞬間：＿＿＿＿＿＿＿＿＿＿＿＿＿＿＿＿＿＿＿＿＿＿＿＿＿＿＿＿＿＿

　　　　　　　　　　　　　　　　　前　　　　　後　　　　　最高

日にち＆時間

＿＿＿＿＿＿＿＿＿＿＿＿＿　　＿＿＿＿＿　＿＿＿＿＿　＿＿＿＿＿
＿＿＿＿＿＿＿＿＿＿＿＿＿　　＿＿＿＿＿　＿＿＿＿＿　＿＿＿＿＿
＿＿＿＿＿＿＿＿＿＿＿＿＿　　＿＿＿＿＿　＿＿＿＿＿　＿＿＿＿＿
＿＿＿＿＿＿＿＿＿＿＿＿＿　　＿＿＿＿＿　＿＿＿＿＿　＿＿＿＿＿
＿＿＿＿＿＿＿＿＿＿＿＿＿　　＿＿＿＿＿　＿＿＿＿＿　＿＿＿＿＿
＿＿＿＿＿＿＿＿＿＿＿＿＿　　＿＿＿＿＿　＿＿＿＿＿　＿＿＿＿＿

(　　セッション　　月　　日)

現実生活での実験

現実生活での実験の前と後に、ストレスの点数を記入してください。また、実験中に体験した最も強いストレスの点数も書いてください。

注意：30〜45分間、もしくはストレスの点数が半分になるまでその状況にとどまってください。

状況：_____

　　　　　　　　　　　　　　　　　　　　前　　　　　　後　　　　　　最高
　　　　　日にち＆時間

_____　　_____　_____　_____
_____　　_____　_____　_____
_____　　_____　_____　_____
_____　　_____　_____　_____
_____　　_____　_____　_____
_____　　_____　_____　_____

状況：_____

　　　　　　　　　　　　　　　　　　　　前　　　　　　後　　　　　　最高
　　　　　日にち＆時間

_____　　_____　_____　_____
_____　　_____　_____　_____
_____　　_____　_____　_____
_____　　_____　_____　_____
_____　　_____　_____　_____
_____　　_____　_____　_____

(　　セッション　　月　　日)

最悪の瞬間をくわしく語る

最悪の瞬間をくわしく語るときには、毎回その前後でストレスの程度をはかり、点数を記録してください。最悪の瞬間をくわしく語っているときの最も高い点数も記録します。

最悪の瞬間：＿＿＿＿＿＿＿＿＿＿＿＿＿＿＿＿＿＿＿＿＿＿＿＿＿

　　　　　　　　　　　　　　　　前　　　　　後　　　　　最高

　　　　　日にち＆時間

＿＿＿＿＿＿＿＿＿＿＿＿＿＿　＿＿＿＿＿　＿＿＿＿＿　＿＿＿＿＿
＿＿＿＿＿＿＿＿＿＿＿＿＿＿　＿＿＿＿＿　＿＿＿＿＿　＿＿＿＿＿
＿＿＿＿＿＿＿＿＿＿＿＿＿＿　＿＿＿＿＿　＿＿＿＿＿　＿＿＿＿＿
＿＿＿＿＿＿＿＿＿＿＿＿＿＿　＿＿＿＿＿　＿＿＿＿＿　＿＿＿＿＿
＿＿＿＿＿＿＿＿＿＿＿＿＿＿　＿＿＿＿＿　＿＿＿＿＿　＿＿＿＿＿
＿＿＿＿＿＿＿＿＿＿＿＿＿＿　＿＿＿＿＿　＿＿＿＿＿　＿＿＿＿＿

最悪の瞬間：＿＿＿＿＿＿＿＿＿＿＿＿＿＿＿＿＿＿＿＿＿＿＿＿＿

　　　　　　　　　　　　　　　　前　　　　　後　　　　　最高

　　　　　日にち＆時間

＿＿＿＿＿＿＿＿＿＿＿＿＿＿　＿＿＿＿＿　＿＿＿＿＿　＿＿＿＿＿
＿＿＿＿＿＿＿＿＿＿＿＿＿＿　＿＿＿＿＿　＿＿＿＿＿　＿＿＿＿＿
＿＿＿＿＿＿＿＿＿＿＿＿＿＿　＿＿＿＿＿　＿＿＿＿＿　＿＿＿＿＿
＿＿＿＿＿＿＿＿＿＿＿＿＿＿　＿＿＿＿＿　＿＿＿＿＿　＿＿＿＿＿
＿＿＿＿＿＿＿＿＿＿＿＿＿＿　＿＿＿＿＿　＿＿＿＿＿　＿＿＿＿＿
＿＿＿＿＿＿＿＿＿＿＿＿＿＿　＿＿＿＿＿　＿＿＿＿＿　＿＿＿＿＿

(　　セッション　　月　　日)

現実生活での実験

現実生活での実験の前と後に、ストレスの点数を記入してください。また、実験中に体験した最も強いストレスの点数も書いてください。

注意：30〜45分間、もしくはストレスの点数が半分になるまでその状況にとどまってください。

状況：_____

	前	後	最高
日にち＆時間			
_____	_____	_____	_____
_____	_____	_____	_____
_____	_____	_____	_____
_____	_____	_____	_____
_____	_____	_____	_____
_____	_____	_____	_____

状況：_____

	前	後	最高
日にち＆時間			
_____	_____	_____	_____
_____	_____	_____	_____
_____	_____	_____	_____
_____	_____	_____	_____
_____	_____	_____	_____
_____	_____	_____	_____

(　セッション　　月　　日)

最悪の瞬間をくわしく語る

最悪の瞬間をくわしく語るときには、毎回その前後でストレスの程度をはかり、点数を記録してください。最悪の瞬間をくわしく語っているときの最も高い点数も記録します。

最悪の瞬間：＿＿＿＿＿＿＿＿＿＿＿＿＿＿＿＿＿＿＿＿＿＿＿＿＿

　　　　　　　　　　　　　　　　　　前　　　　　後　　　　　最高

　　　日にち＆時間

＿＿＿＿＿＿＿＿＿＿＿＿＿＿　＿＿＿＿＿＿　＿＿＿＿＿＿　＿＿＿＿＿＿
＿＿＿＿＿＿＿＿＿＿＿＿＿＿　＿＿＿＿＿＿　＿＿＿＿＿＿　＿＿＿＿＿＿
＿＿＿＿＿＿＿＿＿＿＿＿＿＿　＿＿＿＿＿＿　＿＿＿＿＿＿　＿＿＿＿＿＿
＿＿＿＿＿＿＿＿＿＿＿＿＿＿　＿＿＿＿＿＿　＿＿＿＿＿＿　＿＿＿＿＿＿
＿＿＿＿＿＿＿＿＿＿＿＿＿＿　＿＿＿＿＿＿　＿＿＿＿＿＿　＿＿＿＿＿＿
＿＿＿＿＿＿＿＿＿＿＿＿＿＿　＿＿＿＿＿＿　＿＿＿＿＿＿　＿＿＿＿＿＿

最悪の瞬間：＿＿＿＿＿＿＿＿＿＿＿＿＿＿＿＿＿＿＿＿＿＿＿＿＿

　　　　　　　　　　　　　　　　　　前　　　　　後　　　　　最高

　　　日にち＆時間

＿＿＿＿＿＿＿＿＿＿＿＿＿＿　＿＿＿＿＿＿　＿＿＿＿＿＿　＿＿＿＿＿＿
＿＿＿＿＿＿＿＿＿＿＿＿＿＿　＿＿＿＿＿＿　＿＿＿＿＿＿　＿＿＿＿＿＿
＿＿＿＿＿＿＿＿＿＿＿＿＿＿　＿＿＿＿＿＿　＿＿＿＿＿＿　＿＿＿＿＿＿
＿＿＿＿＿＿＿＿＿＿＿＿＿＿　＿＿＿＿＿＿　＿＿＿＿＿＿　＿＿＿＿＿＿
＿＿＿＿＿＿＿＿＿＿＿＿＿＿　＿＿＿＿＿＿　＿＿＿＿＿＿　＿＿＿＿＿＿
＿＿＿＿＿＿＿＿＿＿＿＿＿＿　＿＿＿＿＿＿　＿＿＿＿＿＿　＿＿＿＿＿＿

(セッション　　月　　日)

現実生活での実験

現実生活での実験の前と後に、ストレスの点数を記入してください。また、実験中に体験した最も強いストレスの点数も書いてください。

注意：30～45分間、もしくはストレスの点数が半分になるまでその状況にとどまってください。

状況：_____

　　　　　　　　　　　　　　　　　　　前　　　　　後　　　　　最高

日にち＆時間

_____　_____　_____　_____
_____　_____　_____　_____
_____　_____　_____　_____
_____　_____　_____　_____
_____　_____　_____　_____
_____　_____　_____　_____

状況：_____

　　　　　　　　　　　　　　　　　　　前　　　　　後　　　　　最高

日にち＆時間

_____　_____　_____　_____
_____　_____　_____　_____
_____　_____　_____　_____
_____　_____　_____　_____
_____　_____　_____　_____
_____　_____　_____　_____

(　　セッション　月　　日)

最悪の瞬間をくわしく語る

最悪の瞬間をくわしく語るときには、毎回その前後でストレスの程度をはかり、点数を記録してください。最悪の瞬間をくわしく語っているときの最も高い点数も記録します。

最悪の瞬間：＿＿＿＿＿＿＿＿＿＿＿＿＿＿＿＿＿＿＿＿＿＿＿＿＿

　　　　　　　　　　　　　　　　　前　　　　　後　　　　　最高

日にち＆時間

＿＿＿＿＿＿＿＿＿＿＿＿　　＿＿＿＿＿　＿＿＿＿＿　＿＿＿＿＿
＿＿＿＿＿＿＿＿＿＿＿＿　　＿＿＿＿＿　＿＿＿＿＿　＿＿＿＿＿
＿＿＿＿＿＿＿＿＿＿＿＿　　＿＿＿＿＿　＿＿＿＿＿　＿＿＿＿＿
＿＿＿＿＿＿＿＿＿＿＿＿　　＿＿＿＿＿　＿＿＿＿＿　＿＿＿＿＿
＿＿＿＿＿＿＿＿＿＿＿＿　　＿＿＿＿＿　＿＿＿＿＿　＿＿＿＿＿
＿＿＿＿＿＿＿＿＿＿＿＿　　＿＿＿＿＿　＿＿＿＿＿　＿＿＿＿＿

最悪の瞬間：＿＿＿＿＿＿＿＿＿＿＿＿＿＿＿＿＿＿＿＿＿＿＿＿＿

　　　　　　　　　　　　　　　　　前　　　　　後　　　　　最高

日にち＆時間

＿＿＿＿＿＿＿＿＿＿＿＿　　＿＿＿＿＿　＿＿＿＿＿　＿＿＿＿＿
＿＿＿＿＿＿＿＿＿＿＿＿　　＿＿＿＿＿　＿＿＿＿＿　＿＿＿＿＿
＿＿＿＿＿＿＿＿＿＿＿＿　　＿＿＿＿＿　＿＿＿＿＿　＿＿＿＿＿
＿＿＿＿＿＿＿＿＿＿＿＿　　＿＿＿＿＿　＿＿＿＿＿　＿＿＿＿＿
＿＿＿＿＿＿＿＿＿＿＿＿　　＿＿＿＿＿　＿＿＿＿＿　＿＿＿＿＿
＿＿＿＿＿＿＿＿＿＿＿＿　　＿＿＿＿＿　＿＿＿＿＿　＿＿＿＿＿

(　セッション　　月　　日)

現実生活での実験

現実生活での実験の前と後に、ストレスの点数を記入してください。また、実験中に体験した最も強いストレスの点数も書いてください。

注意：30～45分間、もしくはストレスの点数が半分になるまでその状況にとどまってください。

状況：_____

	前	後	最高
日にち＆時間			
_____	_____	_____	_____
_____	_____	_____	_____
_____	_____	_____	_____
_____	_____	_____	_____
_____	_____	_____	_____
_____	_____	_____	_____

状況：_____

	前	後	最高
日にち＆時間			
_____	_____	_____	_____
_____	_____	_____	_____
_____	_____	_____	_____
_____	_____	_____	_____
_____	_____	_____	_____
_____	_____	_____	_____

(　セッション　　月　　日)

最悪の瞬間をくわしく語る

最悪の瞬間をくわしく語るときには、毎回その前後でストレスの程度をはかり、点数を記録してください。最悪の瞬間をくわしく語っているときの最も高い点数も記録します。

最悪の瞬間：_____

　　　　　　　　　　　　　　　　　前　　　　　後　　　　　最高

日にち＆時間

_____ _____ _____ _____
_____ _____ _____ _____
_____ _____ _____ _____
_____ _____ _____ _____
_____ _____ _____ _____
_____ _____ _____ _____
_____ _____ _____ _____

最悪の瞬間：_____

　　　　　　　　　　　　　　　　　前　　　　　後　　　　　最高

日にち＆時間

_____ _____ _____ _____
_____ _____ _____ _____
_____ _____ _____ _____
_____ _____ _____ _____
_____ _____ _____ _____
_____ _____ _____ _____
_____ _____ _____ _____

著者と訳者について

【著　者】

ケリー・R・クレストマン博士（Kelly R. Chrestman, Ph.D.）

ペンシルバニア大学医学部不安治療研究センター臨床心理士。1994 年，ノヴァ・サウスイースタン大学にて臨床心理学博士号を取得。PTSD やその他の不安障害のための認知行動療法，異文化心理や健康と福利，ストレスマネージメントの領域において豊富な経験をもつ。著書には，コミュニティーや専門家のトラウマへの対応，特にドメスティック・バイオレンスや女性における PTSD の発症に関するものが多い。専門活動としては，不安障害の子どもや大人の心理療法，PTSD の治療に関わるセラピストのための研修とスーパーヴィジョン，大学院での心理アセスメントに関する講義などが含まれる。

エヴァ・ギルボア＝シェヒトマン博士（Eva Gilboa-Schechtman, Ph.D.）

イスラエル・バル＝イラン大学特任講師，ゴンダ脳科学センター精神病理研究所長。1993 年，ノースウェスタン大学にて認知心理学博士号を取得。1997 年，臨床研修終了。社会不安，うつ，PTSD に関する研究に従事，基本的な精神病理や治療アウトカムに関心をもつ。多くの研究助成金を受け，こうしたトピックスに関して幅広い著書を出版。米国国立精神衛生研究所（NIMH）主任研究員歴任。単回トラウマを受けた青年期の被害者に対する治療研究に従事。イスラエル子どもと青年のためのトラウマクリニック創始者・理事長。イスラエル，ヨーロッパ，アメリカにて，うつや不安障害に関する講義を行っている。

エドナ・B・フォア博士（Edna B. Foa, Ph.D.）

ペンシルバニア大学医学部精神科臨床心理学教授，不安治療研究センター所長。1970 年，ミズーリ大学コロンビア校にて臨床心理学とパーソナリティ研究による博士号を取得。専門は不安障害の精神病理学と治療に関する研究。特に強迫性障害（OCD），外傷後ストレス障害（PTSD），社会恐怖の領域では世界トップクラスのエキスパート。DSM-Ⅳの OCD に関する委員会委員長，PTSD に関する委員会の共同委員長，国際トラウマティック・ストレス学会治療ガイドライン特別委員会の委員長。『Effective treatments for PTSD: Practice guidelines from the International Society for Traumatic Stress Studies（初版 2000 年，第 2 版 2009 年）』の編著者を務める。

250 以上の論文と著書（自著・分担執筆）を出版。世界中で講演活動を行っている。受賞多数。the Fullbright Distinguished Professor Award, the Distinguished Scientist Award from the American Psychological Association, Society for a Science of Clinical Psychology, the First Annual Outstanding Research Contribution Award presented by the Association

for the Advancement of Behavior Therapy, the Distinguished Scientific Contributions to Clinical Psychology Award from the American Psychological Association, the Lifetime Achievement Award presented by the International Society for Traumatic Stress Studies, the Annual Signature Service Award from Women Organized Against Rape, Honorary Doctorate Degree of Philosophy by University of Basel, the Senior Scholar Fulbright Award など。

【訳　者】

金　吉晴（きん　よしはる）［監修］

精神科医，医学博士。京都大学医学部卒業。国立精神・神経医療研究センター精神保健研究所　災害時こころの情報支援センター長，ならびに成人精神保健研究部長。東京女子医科大学客員教授など。1995 年 Institute of Psychiatry, London にて在外研究。International Society for Traumatic Stress Studies 理事，トラウマティックストレス編集委員長など。著作書に，『心的トラウマの理解とケア改訂版』（責任編集／じほう社，2006），『精神医療の最前線と心理職への期待』（共著／誠信書房，2011），『PTSD の持続エクスポージャー療法』（共同監訳／星和書店，2009），『専門医のための精神科臨床リュミエール 15. 難治性精神障害へのストラテジー』（共著／中山書店，2010），『PTSD の伝え方』（共同編集／誠信書房，2012）など多数。

小林由季（こばやし　ゆき）［第 6 〜 10 章］

川村学園女子大学大学院人文科学研究科修士課程修了。国立精神・神経医療研究センター精神保健研究所研究生を経て，同センター認知行動療法センター研究員。

大滝涼子（おおたき　りょうこ）［第 1 〜 5 章］

米国テンプル大学心理研究学部卒業。英国ロンドン大学（University College London）・アンナフロイトセンター精神分析的発達心理学修士課程修了。国立精神・神経医療研究センター精神保健研究所　災害時こころの情報支援センター研究員。

大塚佳代（おおつか　かよ）［第 1 〜 10 章］

日本女子大学文学部英文学科卒業。学習院大学大学院人文科学研究科臨床心理学専攻修士課程修了。同大学院人文科学研究科心理学専攻博士課程在籍。国立精神・神経医療研究センター精神保健研究所研究生。

青年期PTSDの持続エクスポージャー療法
— 10代のためのワークブック —

2014年5月18日　初版第1刷発行

著　者	ケリー・R・クレストマン、エヴァ・ギルボア＝シェヒトマン、エドナ・B・フォア
訳　者	金　吉晴、小林由季、大滝涼子、大塚佳代
発行者	石澤雄司
発行所	㈱星和書店 東京都杉並区上高井戸1-2-5　〒168-0074 電話　03（3329）0031（営業）／03（3329）0033（編集） FAX 03（5374）7186（営業）／03（5374）7185（編集） http://www.seiwa-pb.co.jp

©2014　星和書店　　　Printed in Japan　　　ISBN978-4-7911-0874-9

・本書に掲載する著作物の複製権・翻訳権・上映権・譲渡権・公衆送信権（送信可能化権を含む）は㈱星和書店が保有します。

・ JCOPY〈（社）出版者著作権管理機構　委託出版物〉
本書の無断複写は著作権法上での例外を除き禁じられています。複写される場合は，そのつど事前に（社）出版者著作権管理機構（電話03-3513-6969, FAX 03-3513-6979, e-mail：info@jcopy.or.jp）の許諾を得てください。

青年期PTSDの
持続エクスポージャー療法
―治療者マニュアル―

［著］E・B・フォア、K・R・クレストマン、
E・ギルボア＝シェヒトマン
［訳］金 吉晴、中島聡美、小林由季、大滝涼子

A5判　288頁　3,500円

　本書は持続エクスポージャー療法（PE）を、特に10代のPTSD患者に用いる際の治療マニュアルである。PEは、PTSDの治療に極めて有効な治療法であることが知られている。本書は、13歳から18歳までの青年期を対象としたPEの効果的な進め方を解説しているが、若年者のみでなく、様々な特性をもった成人に対しても、治療を工夫し、柔軟に対応するための多くの示唆を与えてくれる。若年者を治療していない臨床家にとっても、改めてPEを深く考え、トラウマからの回復の過程の理解の幅を広げるうえで、非常に有益な書である。本書を学ぶことで成人のPEについて感じていた疑問のいくつかが氷解することであろう。患者用ワークブック（別売）と併せ、臨床で大いに活用したい1冊である。

発行：星和書店　http://www.seiwa-pb.co.jp　価格は本体（税別）です

PTSDの持続エクスポージャー療法

トラウマ体験の情動処理のために

［著］E・B・フォア、E・A・ヘンブリー、B・O・ロスバウム
［監訳］金 吉晴、小西聖子　A5判　212頁　3,400円

日本のPTSD治療にも大きな影響を与える、持続エクスポージャー療法（PE）。現在、エビデンスのあるPTSDの治療法の中で最良とされるPEの解説と治療原理を、具体例の提示とともにわかりやすく紹介。

PTSDの持続エクスポージャー療法
ワークブック

トラウマ体験からあなたの人生を取り戻すために

［著］B・O・ロスバウム、E・B・フォア、E・A・ヘンブリー
［監訳］小西聖子、金 吉晴
［訳］本田りえ、石丸径一郎、寺島 瞳
A5判　128頁　1,300円

本書は、PTSD治療法の中で最良とされているPEを実際の治療場面で用いる際の必携ワークブックである。前著『PTSDの持続エクスポージャー療法』を患者さん向けに書き改めたものである。

発行：星和書店　http://www.seiwa-pb.co.jp　価格は本体(税別)です

もう独りにしないで：
解離を背景にもつ精神科医の
摂食障害からの回復

［著］まさきまほこ
四六判　216頁　1,800円

幼少期に身体的虐待や性的虐待をうけて苛酷な状況下で育った少女が、医学生となり摂食障害を経験、それを克服して精神科医になる。本書は、その壮絶な人生を綴った実話であるが、小説のような語り口で読者を魅了する。

生き残るということ：
えひめ丸沈没事故とトラウマケア

［編著］前田正治、加藤 寛
四六判　300頁　2,500円

米国原潜が日本の水産高校実習船に衝突し、9名が亡くなるという衝撃の事故から生還した生徒たちは、どんな心の傷を負い、どのように回復したのか。その軌跡をケアの視点から追う。

発行：星和書店　http://www.seiwa-pb.co.jp　価格は本体(税別)です